双相情感障碍的
社会节律治疗手册

[美] 霍利·斯沃茨（Holly A. Swartz） 著

黄满丽 主译
陈俊 李卫晖 钟沛然 骆艳丽 副主译
胡建 主审

The Social Rhythm Therapy
Workbook for Bipolar Disorder

浙江科学技术出版社·杭州

版权所有　侵权必究

THE SOCIAL RHYTHM THERAPY WORKBOOK FOR BIPOLAR DISORDER: STABILIZE YOUR CIRCADIAN RHYTHMS TO REDUCE STRESS, MANAGE MOODS, AND PREVENT FUTURE EPISODES by HOLLY A. SWARTZ, MD, FOREWORD BY ELLEN FRANK, PHD
Copyright: © 2024 BY HOLLY A. SWARTZ
This edition arranged with NEW HARBINGER PUBLICATIONS
through BIG APPLE AGENCY, LABUAN, MALAYSIA.
Simplified Chinese edition copyright:
2025 ZHEJIANG SCIENCE AND TECHNOLOGY PUBLISHING HOUSE
All rights reserved.

浙江省版权局图字：11-2024-330

图书在版编目（CIP）数据

双相情感障碍的社会节律治疗手册 /（美）霍利·斯沃茨著；黄满丽等译. -- 杭州 ：浙江科学技术出版社，2025. 6（2025. 11重印）. -- ISBN 978-7-5739-1785-0

Ⅰ．R749.405-62

中国国家版本馆CIP数据核字第2025QA5253号

书　　名	双相情感障碍的社会节律治疗手册
著　　者	［美］霍利·斯沃茨
译　　者	黄满丽等

出版发行	浙江科学技术出版社
	地址：杭州市拱墅区环城北路177号　邮政编码：310006
	办公室电话：0571-85176593
	销售部电话：0571-85176040
	E-mail：zkpress@zkpress.com
排　　版	杭州兴邦电子印务有限公司
印　　刷	浙江新华印刷技术有限公司

开　　本	710 mm×1000 mm　1/16	印　　张	12.25
字　　数	150千字		
版　　次	2025年6月第1版	印　　次	2025年11月第2次印刷
书　　号	ISBN 978-7-5739-1785-0	定　　价	68.00元

责任编辑　刘　雪　唐　玲	责任校对　赵　艳
责任美编　曹莞君	责任印务　吕　琰
文字编辑　刘映雪	

如发现印、装问题，请与承印厂联系。电话：0571-85164359

译者委员会

主　　审：胡　建　哈尔滨医科大学附属第一医院
主　　译：黄满丽　浙江大学医学院附属第一医院
副主译：陈　俊　上海交通大学医学院附属精神卫生中心
　　　　　李卫晖　中南大学湘雅二医院
　　　　　钟沛然　香港东区尤德夫人那打素医院
　　　　　骆艳丽　上海交通大学医学院附属仁济医院
译　　者（按姓氏拼音排序）：
　　　　　蔡　雯　广州医科大学附属脑科医院
　　　　　陈巧珍　浙江大学医学院附属第二医院
　　　　　胡健波　浙江大学医学院附属第一医院
　　　　　黄卓颖　香港东区尤德夫人那打素医院
　　　　　康传媛　上海市东方医院（同济大学附属东方医院）
　　　　　李名立　四川大学华西医院
　　　　　林天淇　香港青山医院

刘　芳　昆明医科大学第一附属医院

刘光亚　湖南省第二人民医院（湖南省脑科医院）

刘　健　浙江大学医学院附属精神卫生中心

　　　　（杭州市第七人民医院）

刘志芬　山西医科大学第一医院

缪群芳　杭州师范大学临床医学院

阮铭君　昆明医科大学第一附属医院

汤路瀚　浙江省立同德医院（浙江省精神卫生中心）

徐福山　深圳市康宁医院

许　桦　上海交通大学医学院附属精神卫生中心

周笑一　浙江大学医学院附属第一医院

秘　书：韩奇爱　浙江大学医学院附属第一医院

有规律的节律是一种情绪稳定剂。吃药能稳定情绪，社会节律治疗也能稳定情绪。我们不仅要学习社会节律治疗，还要实践它。因此，我们需要一本双相情感障碍专家撰写的手册。正如霍利·斯沃茨所说："要努力，但如果你跌倒了，也要善待自己。"我们要成为自己的专家。

——吉姆·费尔普斯

医学博士，Psych Education 网站创始人

《情绪疾病的光谱方法》《我为什么还抑郁?》作者

霍利·斯沃茨在数十年的临床实践和研究中取得了丰硕的成果，她专业地引导我们将社会节律治疗原则应用到生活里。斯沃茨阐释了通过调整日常生活规律来改善我们情绪的原理和方法，还向我们介绍了昼夜节律。她的讲解引人入胜，科学严谨，不会让人感到困惑！对于希望通过科学的方法来改善心理健康的人来说，这是一本杰出的手册。

——丹妮尔·诺维克

博士，匹兹堡退伍军人事务医疗中心行为健康跨学科项目主任

国际人际心理治疗协会会员

你是否经历过在同一时间感到疲惫却又不疲惫，清醒却又不清醒？斯沃茨的这本书将帮助你明白其中原因。对双相情感障碍患者来说，本书直截了当地解释了何为日常节律，以及日常节律如何影响我们的身体和情绪。你会在这本书中找到一些简单易用的工具，来了解和改善自己的节律，让自己感觉更好。

——路易莎·西尔维亚

博士，马萨诸塞州综合医院道顿家庭双相情感治疗创新中心副主任

《双相情感障碍健康工作手册》作者，《双相Ⅱ型障碍工作手册》合著者

作为双相情感障碍的幸存者和康复者，我的康复历程与有规律的社会节律密不可分。斯沃茨教授是世界顶尖的精神病学家和双相情感障碍的研究者之一，她提出了务实的策略，帮助人们识别、记录和追踪对心理健康产生重要影响的内部和外部因素。这本出色的手册是一个强大的工具，对于想管理好情绪、更好地处理个人生活的人来说是必备书本。

——格雷格·马丁

博士，《双相情感障碍将军》作者

推荐序

霍利·斯沃茨博士精彩的著作《双相情感障碍的社会节律治疗手册》填补了一个关键的缺口——将社会节律治疗的益处带给尽可能多的受众。尽管药物是双相情感障碍治疗的基础，但行为治疗也是治疗中不可或缺的一部分。这本手册会提供一些行为策略，帮你更好地管理情绪。你将学会如何识别、追踪和建立规律的日常作息——这是一个经科学证明可以提升情绪稳定性的方法。本书每一章都提供了丰富的建议和练习，帮助你踏上康复之路。

当我在三十年前开发人际与社会节律治疗（社会节律治疗的前身）时，我没有料到它会变得如此重要。昼夜节律逐渐变成一个解释双相情感障碍最合理的理论。已有越来越多的证据强调了规律的昼夜节律对于处理情感障碍甚至其他健康状况的重要性。因此，这本有关社会节律治疗的手册来得相当及时，也能很好地契合目前我们对昼夜节律和健康的认识。

斯沃茨博士和我经常收到来自世界各地的治疗师的邀请，他们希望能够接受这种治疗方法的培训，从而能够更好地服务自己的患者。我们也收到无数来自双相情感障碍患者的请求，他们希望能够找到精通这项治疗的治疗师。即使有很多有经验的社会节律治疗师和督导师愿意帮助我们，我们也无法满足所有需求。幸运的是，这本手册能把社会节律治疗方法带给所有希望稳定自己社会节律的人，令更多人可以受益于社会节律治疗。这本手册特别详尽地解释了双相情感障碍患者如何依靠自己的努力从而建立更规律的日常作息，这是社会节律治疗的核心，这本手册让患者自主管理和治疗成为可能。而如果你的治疗师曾经受训于社会节律治疗，又或者愿意跟你一起学习这套治疗方法，这本书也能够成为治疗中出色的辅助物。

在培训社会节律治疗师时，我经常说：这其实就是按照你祖母告诉你的方式去生活。有智慧的祖母告诉我们，每天要按时起床、规律饮食、积极生活、定期花时间跟你重视的人相处，以及睡个好觉。现在你可以将"祖母"放在你的口袋中，让她每天陪伴你，指引你获得更稳定的情绪，改善身体健康状况，并且更好地享受人生。

艾伦·弗兰克
博士，美国匹兹堡大学精神病学和心理学名誉教授
《治疗双相情感障碍：临床医师的人际与社会节律治疗指南》作者

译者序
治疗双相情感障碍，不仅要修复"破碎的心"，还要修复"破碎的钟"

双相情感障碍（简称"双相"），就像一场无声的风暴，常常将患者卷入极端情绪的漩涡中。在"极度自信"的躁狂状态下，他们滔滔不绝，睡眠时间减少，精力充沛，感到无所不能；但在随之而来的"极度抑郁"状态下，他们又仿佛陷入深不见底的黑暗里，开始失眠，或者嗜睡，疲乏不堪，痛不欲生。

作为一名精神科医生，在过去的二十多年里，我接触过许多双相情感障碍患者，也陪伴他们走过了人生中很多艰难的时刻。我看到年轻的生命在病痛中挣扎，也看到他们渴望平静的眼神。当我们携手一起修复"破碎的心"时，不少患者真诚地告诉我，他们需要的远不止是药物。

节律紊乱是双相情感障碍的重要特征，它与自杀率增加、认知损害、功能损伤和疾病复发密切相关。双相患者由于"生物钟"基因表达和激素分泌的异常，容易受到社交活动或人造光源（手机和电脑）等的影响，并且在经历昼夜节律紊乱时，可能出现新的或更严重的情感症状。因此，稳定节律显得尤为重要。

正是基于对节律稳定性的深刻认知，我开始寻求更系统的干预方法。2024年，在英国参加国际会议时，我遇到了来自美国匹兹堡大学的国际双相情感障碍协会主席霍利·斯沃茨教授，她刚刚出版《双相情感障碍的社会节律治疗手册》英文版，这让我欣喜万分。回国后，我积极对接出版社获得授权，快速组织专业队伍进行翻译。团队成员分别来自内地和香港特别行政区，均为接受过人际心理治疗或社会节律治疗专业培训的医生和心理治疗师，他们在各自的临床实践中积累了丰富的经验。翻译过程中，我们始终怀着敬畏之心，希望将书中内容准确地传达给读者。同时，我们结合中国的文化背景，力求让这本书更贴近读者的需求。衷心感谢胡建教授对本书的悉心指导与严谨审阅，这为本书的质量提供了重要保障。

这本书不仅仅是一本专业的治疗手册，它更像是为双相情感障碍患者量身打造的一盏明灯，照亮了他们通向康复的道路。这本书以一种全新的视角，帮助患者理解双相情感障碍的生物学原理和心理社会基础，尤其阐释了昼夜节律对情绪稳定的重要影响。通过一系列科学引导的练习，患者不仅能学会识别自身的社会节律，还能逐步调整日常习惯、稳定昼夜节律、改善情绪波动，最终重获对生活的掌控力。

社会节律治疗是这本书的核心理念。它是一种科学、创新的治疗方法，帮助患者通过保持规律的日常活动（如起床、用餐、社交、活动、睡觉等）来稳定昼夜节律，修复生物钟，从而改善情绪状态。它的独特之处在于，它赋予患者主动权，让他们通过调整自己的社会节律去掌控病情，而不是被动地等待情绪好转。正如书中所传达的，这种方法不仅科学有效，还充满温暖和人文关怀，是一个可以真正帮助患者的"治愈工具"。

在翻译过程中，我常常会想象这本书将遇到怎样的读者。如果你是一名双相情感障碍患者，我希望这本书能成为你生活中的一束光，帮助你更好地理解自己，我希望它可以成为你的枕边书、警醒钟，帮你找到走出困境的方法；如果你是患者的家人或朋友，我希望这本书能让你学会如何陪伴和支持患者，与他们一起面对挑战；如果你是一名心理健康从业者，我希望这本书能为你的临床工作提供新的视角和工具，帮助你更好地服务患者。对于身处高压环境的学生与职场人群，本书能成为预防情绪失调的实用指南。即便你未受困于双相情感障碍，本书亦能助你提升学习、工作效率，滋养身心健康。

感谢家人和工作成为我重要的"社会授时因子"，让我在成为超常节律践行者的路上获益良多。

双相情感障碍的治疗是一段漫长的旅程，但这段旅程并不孤单。科学的指导、温暖的陪伴和规律的生活，是我们共同面对这场旅程的力量源泉。愿这本书能为双相情感障碍患者带来新的希望，为每一位读者点亮曙光。此刻提笔写序，正值杭州四月天，满城春色恰似患者康复路上终将迎来的希望与新生。

黄满丽
国际人际心理治疗协会中国分会主席
2025年4月

中文版序

我非常荣幸能够为《双相情感障碍的社会节律治疗手册》中文第一版提供序言。我想向黄满丽教授和周笑一心理治疗师等译者表达我诚挚的感谢。感谢他们精湛的翻译，以及他们相信这本手册会对中文读者有所帮助的信念。另外，我也想向你——亲爱的读者，来尝试使用这本手册而表达感谢，希望你会觉得它对你有帮助。

所有人类都在进化的过程中适应着如何与他们所在的环境和谐共处，比如利用太阳及各种地球物理因素来帮助自己设定生物钟。这些至关重要的过程有助于塑造包括进食、睡眠、活动和情绪在内的行为模式。正常的生物钟，或者说昼夜节律，使我们能够与外部环境的24小时节律和谐共存，例如在夜间容易入睡，或在白天有足够的精力进行日常活动。相反，当跨时区旅行或工作时间表改变引发节律紊乱时，我们常常会感到不适。我们可能会出现诸如乏力、认知迟缓和胃肠道疾病等情况。如果我们患有双相情感障碍，这些类似时差反应的情况便可能会发展为抑郁或躁狂。

《双相情感障碍的社会节律治疗手册》是我数十年研究和临床实践的结晶，旨在帮助双相情感障碍患者通过稳定其社会节律来稳定生物钟，从而进一步改善情绪。在这本手册中，你将了解生物钟和社会锚定点、规律日常作息的重要性，以及节律紊乱对情绪的影响。你将使用社会节律量表来监测和调整你的社会节律，并学会制订改善社会节律和保持昼夜节律规律性的策略。本书还将为你提供一套工具，来帮助你感觉更好并保持健康。

  双相情感障碍是一种全球性的现象。它跨越了语言、种族和国家等人为界限来提醒我们，尽管地理上相隔甚远，但在生理和心理上，我们都是相互关联的。尽管这本手册是由我这位美国作者在美国撰写的，但我相信它对任何患有双相情感障碍的个体来说都有意义。昼夜节律的规律性对我们所有人而言都很重要，尤其是对双相情感障碍患者而言。因此，无论你居住在北京还是纽约，上海还是洛杉矶，这本手册都能对你有所帮助。尽管导致社会节律紊乱的诱因可能因文化而异，但在双相情感障碍的治疗中，稳定昼夜节律的目标是不变的，这不受文化影响。我希望这本中文译本能为广大读者提供一些基于昼夜节律的实用工具，帮助人们更好地管理双相情感障碍。

霍利·斯沃茨

医学博士，美国匹兹堡大学医学院精神病学教授

《美国心理治疗杂志》（American Journal of Psychotherapy）主编

国际人际心理治疗协会第一届主席

前　言

如果你正在寻求新技能以更好地管理你的双相情感障碍，那这本书就是为你准备的。与大多数其他自助方法不同的是，社会节律治疗（social rhythm therapy, SRT）重点关注昼夜节律（大约以24小时为周期运行的生物过程）与情绪之间的关系。通过一系列引导练习，你将学会识别和规范你的日常生活习惯（即社会节律），从而稳定昼夜节律并改善情绪。遵循这种经过研究证实有效的健康促进方法，你将获得新的基于生物学的策略，以更好地控制你的双相情感障碍。

为什么这本手册是独特的？

昼夜节律异常，或称为"生物钟紊乱"，已被认为与双相情感障碍的发作和持续相关（McCarthy et al., 2022）。SRT由一系列新颖的行为策略组成，旨在帮助个体稳定其生物钟，进而稳定情绪。SRT是唯一聚焦昼夜节律的双相情感障碍疗法，而这本手册是首部专注于这种疗法的专著。

什么是社会节律治疗？

人际和社会节律治疗（interpersonal and social rhythm therapy, IPSRT）由美国匹兹堡大学的艾伦·弗兰克教授及其同事开发并测试，用作治疗双相情感障碍（Frank, 2005）。IPSRT 包括两个部分：针对人际关系问题的人际心理治疗，以及针对生物钟的 SRT（Weissman et al., 2018）。也就是说，IPSRT 是一种较为成熟的双相情感障碍的治疗方法，而 SRT 是最初为 IPSRT 开发的一套基本原则和策略（Yatham et al., 2018）。随着时间的推移，社会节律元素从 IPSRT 中被提炼出来，形成了一个独立的、自成一体的治疗框架，现在被称为 SRT。这本手册是 SRT 的自助版本，聚焦 IPSRT 中专注于昼夜节律的部分。

你可以从这本手册中得到什么？

这本手册将指导你通过建立更规律的日常习惯来稳定你的昼夜节律。每一章都提供了有关生物钟、双相情感障碍和日常社交的信息。各章节还包含练习，以帮助你更好地理解和调整社会节律。你将学习如何使用自我评估工具——社会节律量表（social rhythm metric, SRM），来帮助自己监测和调整社会节律（Monk et al., 2002）。本书将要求你每天评估情绪并监测社会节律。随着规律日常习惯的建立，你的情绪将得到改善。

如何使用这本手册？

◎ 目标是每周完成一章。每一章内容就是一周的课程，每章之间可以有一周的暂停时间，让你有时间在 SRM 上收集日常信息，以便你更清楚地了解自己需要进行的改变。每周回顾 SRM 可为你提供有用的信息，并帮助你在完成每章节练习的过程中不断进步。

◎ 按照自己的节奏来。尽管这本书被设计为 11 个章节的课程，但你应该找到最适合自己的节奏。有些人可能追求效率，在很短时间内阅读完整本手册，而有些人可能需要更多时间来完成练习。最终，你将找到自己使用这本书的节奏。（双关语！）

◎可以自己使用这本书，也可以与治疗师一起使用。虽然本书被设计为自助手册，但你可能希望与治疗师或医生分享你的社会节律监测结果以及目标设定情况，以便他们可以在你努力实现节律目标的过程中支持你。治疗师可以将本书作为个体或团体治疗的补充，向患者布置手册中的活动和练习。

◎按计划每天完成SRM。在调整社会节律时，你应该从第二章开始每天完成SRM。日常监测将帮助你最大限度地利用这本手册。当然，许多人进行日常监测时会遇到困难。如果你在完成SRM时遇到困难，这本手册中有很多小贴士（见第四章）可以帮到你。

行为改变是困难的

如果你尝试过减肥或戒烟，你就会知道改变行为很不容易。就像培养任何习惯一样，你改变社会节律的过程可能也是困难的。在这本手册中，你会被鼓励为自己设定目标。当你完成练习时，会强迫自己改变社会节律。但如果你动摇了，也要善待自己。进步很少有笔直前进的，请允许自己在通往社会节律规律和情绪稳定的道路上走一些弯路。

目 录

第 一 章	什么是昼夜节律和生物钟？	1
第 二 章	什么是社会节律？	18
第 三 章	什么是双相情感障碍？	33
第 四 章	使用社会节律量表	54
第 五 章	设定社会节律量表的目标	63
第 六 章	设定社会节律目标	82
第 七 章	有关睡眠，你需要知道的	97
第 八 章	利用社会节律改善睡眠	109
第 九 章	识别和管理节律干扰	123
第 十 章	关系和节律	133
第十一章	预防复发与节律	150
致　　谢		163
附　　录	社会节律量表	165
参考文献		167

第一章
什么是昼夜节律和生物钟？

你是否曾注意到自己在应该精神抖擞的时候却昏昏欲睡？或者在该睡觉的时候却很清醒？在正常用餐时间外，你是否会感到饥饿？你是否会在早上精神涣散，而在一天中晚些的时候有所恢复？如果你患有双相情感障碍（简称"双相"），那你可能已经挣扎于这些问题的大多数之中了（也可能是全部）。睡眠、精力、情绪、食欲和活动方面的问题是双相情感障碍的核心特征，它们也在很大程度上受到昼夜节律和生物钟的影响。昼夜节律是一种模式化的生理活动和行为，大约按照24小时的时间表运行，例如睡眠-觉醒周期。本章将详细介绍昼夜节律和控制昼夜节律的生物钟。

如果你患有双相情感障碍，生理上的差异将使你更有可能拥有不稳定的昼夜节律和生物钟（McCarthy et al., 2003）。昼夜节律异常可能是情绪障碍（例如双相情感障碍）发展的基础，当你的昼夜节律不稳定时，你的情绪就会变得更糟。有趣的是，一些用于治疗双相情感障碍的药物，可能就是通过改善昼夜节律的稳定性来发挥作用的（McClung, 2007）。行为策略也可以帮助稳定生物钟，从而帮助你感觉更好（Frank, 2005）。当你的生物钟和昼夜节律稳定时，你的情绪也会更稳定（Frank et al., 2019）。

这本手册的重点在于帮助双相情感障碍患者了解昼夜节律和生物钟，并学习如何保持它们的平稳运行。这些技能被称为社会节律治疗（social rhythm therapy, SRT），它将帮助你拥有更好的感受，并保持健康的状态。学会管理自己的社会节律和作息，将有助于你控制自己的双相情感障碍。

在本章中，我们将探讨昼夜节律和生物钟背后的科学，并一起研究昼夜节律与双相情感障碍之间的关系。你可能都没有意识到昼夜节律对你的身体和情绪有那么大的影响。了解更多有关昼夜节律和生物钟的知识，是你更好地控制身体节律和双相情感障碍症状的第一步。

什么是生物钟？

生物钟是涉及基因、蛋白质和激素的生物过程，它能保持昼夜节律的平稳运行，并使其遵循大约24小时的周期模式。双相情感障碍患者的生物钟往往不如未患病人群那样规律（Jones et al., 2005）。由于许多行为（如睡眠、精力水平、食欲）都会受到生物钟的影响，因此双相情感障碍患者更有可能出现睡眠、精力水平和食欲不规律的情况。不规律的生物钟和昼夜节律既是双相情感障碍的结果（即你的基因和生理特性使你容易出现不规律的昼夜节律），又是双相情感障碍情绪波动的结果（即双相情感障碍的情绪发作本身也会导致昼夜节律紊乱）（McCarthy et al., 2022）。

凯莉患有双相情感障碍。她的睡眠时间、精力水平和食欲与室友爱丽的截然不同。爱丽没有双相情感障碍，她似乎不费吹灰之力就能在早上6:30起床，锻炼1小时，然后精神饱满地在9:00前赶到公司。她早上精力充沛，神采奕奕。她每天吃3顿饭，情绪似乎很平和，她还有稳定的恋爱关系。每晚11:00前入睡对她来说不成问题。爱丽的生理特性使她很容易保持规律的作息，这能帮助她的生物钟与外部环境保持同步。

相比之下，凯莉总是作息紊乱，与环境脱节。虽然她设定了早上7:00的闹钟，但她经常睡过头，或者在闹钟响起时翻个身接着睡，因为她太累了，起不来。她上班经常迟到，以致工作"岌岌可危"。她早上易怒，精神不振，得靠喝咖啡来保持清醒。直到下午，她才能很好地集中注意力。通常，她一下班回家就直接小睡一会儿，而不是吃晚餐。她的饮食杂乱无章，吃饭的时间可能是一天中的任何时候。虽然她知道第二天必须在早上7:00起床去上班，但她在凌晨1:00之前很难入睡。她发现自己晚上精力更充沛，因此想在晚上努力做家务，但经常会被社交媒体和视频流所干扰。到了凌晨1:00，尽管她经常觉得自己还能再坚持几个小时，但她会强迫自己躺下。凯莉的生理特性意味着她的生物钟比她所处环境的外部时钟要晚，这很可能与她患有双相情感障碍有关。相比于她的工作期望，以及爱丽等朋友的生活，她总觉得自己"偏离计划"。这种"偏离计划"对她的情绪、生活和精力产生了负面影响。

生物钟紊乱会导致睡眠、精力、情绪、食欲和活动等方面出现失调。就像凯莉一样，如果你的生物钟与外部时钟不同步，你就很难按时起床上班、维持家庭运转以及保持健康的人际关系。虽然一开始做起来会很困难，但让生物钟与外部时钟保持同步是双相情感障碍患者保持健康的关键。SRT将通过教你建立和保持有规律的日常生活，来帮助你保持生物钟的平稳运行。

什么是节律？

节律是遵循强烈、规律且重复模式的声音、动作或活动。例如乐谱中的低音线、人的心跳以及英文诗歌的抑扬格五音步。我们还能在大自然中找到节律，如太阳的升起和落下、植物的季节变化以及海洋潮汐现象。我们也会谈论生命的节律——出生、童年、少年、中年、老年、死亡，因为它遵循着固定的模式。日常生活中，如照顾孩子的责任分配或工作时间表，也是很多人生活中典型的重复模式的例子。节律可以被预测，是因为它遵循着预期的顺序；我们知道接下来会发生什么，是因为我们知道之前发生了什么。然而，当你患有双相情感障碍时，你的生理特性可能会使你的某些个人节律与周围世界的节律不同步。这种内部节律与外部节律的不匹配，会导致情绪恶化和情绪发作。

相比之下，有规律的作息或社会节律就像是生物钟的路标，帮助身体知道下一步该做什么或期待什么。因此，当患有双相情感障碍时，你可以试着改变你的社会节律，让你的内在生物钟与外界时钟保持一致。另外，这也有助于改善你的情绪。

生物钟与双相情感障碍有什么关系？

双相情感障碍患者的生物钟更难保持规律（McClung, 2013）。他们对日程安排、时区或日常习惯的变化都更为敏感（Murray et al., 2021）。

昼夜节律系统的异常已在双相情感障碍患者中被发现——无论他们处于病情稳定时期还是发病时期（McCarthy et al., 2011）。这些差异是通过测量活动量（体动记录仪）、睡眠量（多导睡眠图），以及检测血液中褪黑素和皮质醇等激素的水平发现的。并且，如果你患有双相情感障碍，那么你的生物钟偏离轨道时，会更难恢复到规律的状态，生物钟紊乱也会使你感受更糟（Bechtel, 2015）。重要的是，当你没有坚持有规律的日常生活时，你的生物钟很容易紊乱，你的情绪也会恶化（Kahawage et al., 2022）。

练习1.1　留意节律

自然界和我们的日常生活中都存在节律，识别（并最终强化）生活中自然存在的节律有助于稳定生物钟。你的日常节律越规律，生物钟就越规律；你的生物钟越规律，情绪也就越稳定。

你能注意到周围环境中的哪些节律或规律？请在下面空白处写下你所熟悉的有关节律的例子（每种节律都有一个例子供你参考）。

我留意到大自然的这些节律：

海岸线的潮汐规律，早晚的退潮和中午的涨潮……

_____

我留意到自己生活中的这些节律：

每天下午3:15到车站接孩子……

_____

什么是昼夜节律？

昼夜节律是指以大约24小时为一个周期运行的生理节律。昼夜节律（circadian）一词来源于两个拉丁词——"circa"，意思是"环绕"或"大约"；"dies"，意思是"一天"（Turek, 2016）。该术语由弗朗兹·哈伯格（Franz Halberg）在20世纪50年代创造，用来描述在24小时周期中有规律波动的身体机能（Kuhlman, 2018）。人类昼夜节律的例子主要有睡眠-觉醒周期、消化模式和体温变化。

包括植物在内的所有生物都有昼夜节律（Zordan et al., 2000）。这些节律是随着时间的推移逐渐形成的，以帮助生物与环境更加和谐地共存。例如，植物在缺少阳光的夜晚活动较少，而在阳光充足的白天活动较多。叶片和花瓣在白天展开，以促进光合作用并吸引传粉者，但当夜幕降临时又会缩回去。

昼夜节律大约以24小时为一个周期

在这里，我们用"大约"一词描述昼夜节律，即昼夜节律大约以24小时为一个周期，这是因为事实上正常的人类昼夜节律要比24小时长一些。虽然所有动物（和植物）都有生物钟以保持大约24小时的昼夜节律，但如果没有外界环境的额外输入，生物钟就会逐渐偏移。为了使昼夜节律与24小时光-暗周期保持同步，昼夜节律系统会利用外部反馈不断进行自我复位。这很有帮助，因为外部环境在不断变化（例如夏季白天较长、冬季白天较短）；内部和外部节律之间的相互作用可使人体与环境保持协调（Roenneberg et al., 2007）。关于人体处于24小时周期中的时间信息来自许多外部因素，包括太阳相对于地平线的角度、环境的明暗程度、人体运动时间、直立或平躺状态，以及用餐时间。如果没有这些反馈，昼夜节律就会逐渐偏移，每周偏移多达一个小时。

全天的昼夜节律

昼夜节律因人而异，双相情感障碍患者的昼夜节律差异更大。年龄和双相情感障碍等因素都会影响昼夜节律（Logan et al., 2019）。与未受影响的成年人相比，双相情感障碍患者的昼夜节律通常较晚或较延迟（Gonzalez, 2014）。青少年的昼夜节律比年幼儿童更晚或更延迟（Fares et al., 2015）。图1展示了一位普通成年人的昼夜节律。通常情况下，褪黑素（一种睡眠激素）水平在晚上9:00左右开始上升，让我们的大脑做好睡眠准备。当我们在晚上11:00左右进入梦乡时，食欲和便意等身体感觉会受到抑制。夜间，体温和血压都会下降。随着清晨的到来，褪黑素水平下降。与此同时，皮质醇（一种激活激素）水平上升，体温和血压升高，这又使身体为醒来做好准备。清晨时分，经过一夜的抑制，便意和食欲在此刻更容易出现。夜间较低的注意力和警觉性在清晨达到最高。反应时间和大运动功能在傍晚达到顶峰——这可能是因为我们的祖先在一天中的这个时候最需要获得极佳的肌肉功能来捕捉猎物。

虽然你可能没有花太多时间思考自己的昼夜节律，但你可能至少注意到了一些现象：

◎ 当你醒来时，你可能会发现自己饿了，并有排便或排尿的冲动。这是因为消化道和排泄系统在夜间被抑制，以便身体更容易休息；当你醒来时，你的消化道和排泄系统又恢复了活力。

◎ 如果你半夜醒来，可能会觉得冷，想要多盖一条毯子。这是因为睡眠时

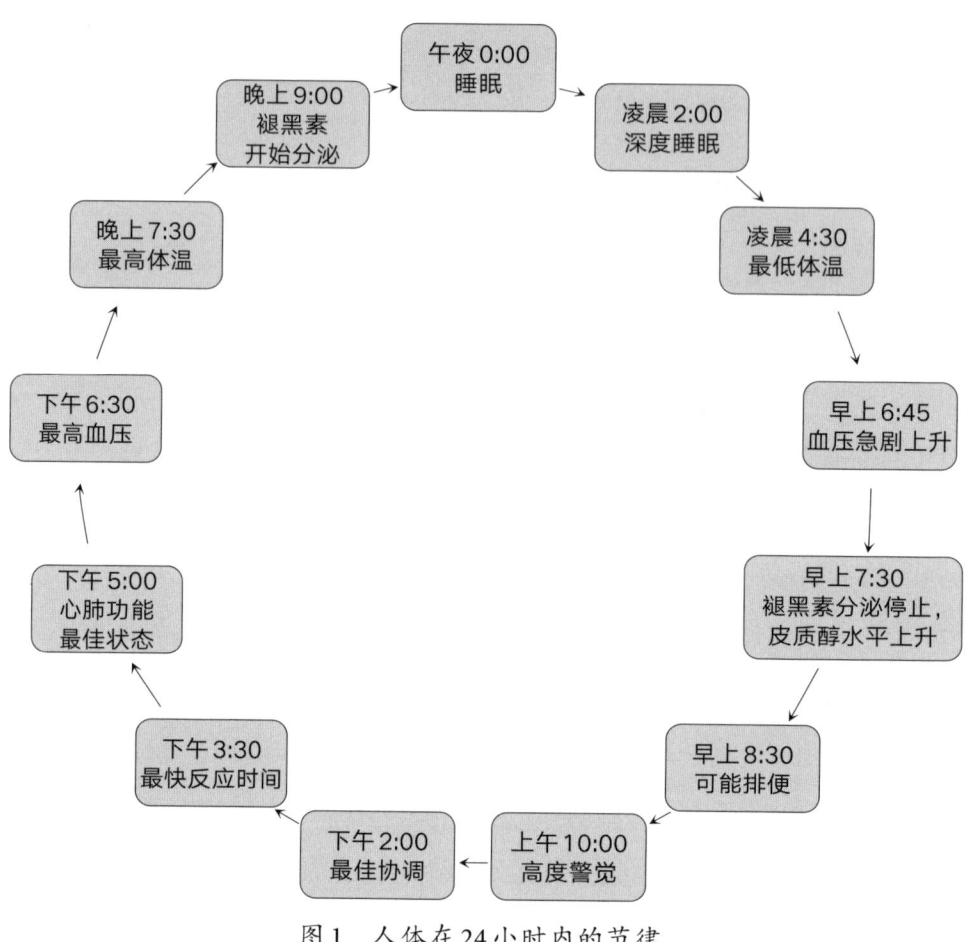

图1 人体在24小时内的节律

体温较低，这有助于保存精力。

◎下午5:00锻炼比早上8:00锻炼的效果更好。这是因为下午晚些时候，你的整体体能会有所增强，而这段时间正是我们的祖先外出狩猎的时间。

练习1.2 珍妮尔的昼夜节律

珍妮尔使用SRT来稳定她的生物钟。她非常清楚昼夜节律对身体和行为的影响。下面，珍妮尔描述了她的日常节律。请在珍妮尔为稳定昼夜节律而采取的措施下面画线，并圈出能说明昼夜节律对珍妮尔有影响的句子。前两行给出了示范。

我总是把闹钟定在早上8:00，周末也不例外。以前，我一到早上8:00就昏昏沉沉的，好像还在睡梦中；我有一种强烈的冲动想再睡一会儿。但现在，我坚持固定的时间起床，闹钟一响，我就觉得神清气爽，好像我的生物钟也意识到该起床了。我发现我一醒来就得上厕所，这似乎是我的身体开始一天工作的信号。我不太喜欢吃早餐，但吃点儿东西能让我在早上更有精神，精力更充沛。自从有了这个新的时间表，我在工作中更容易集中精力。不过，午餐后我总是精力下降。我经常在下午2:00左右想打个盹儿，但我在工作时并不打盹儿！

我天生是个"夜猫子"。晚上是我精力最充沛的时候。下班后，我通常会在傍晚6:00左右锻炼身体，以消耗一些体力。我尽量不在晚上太晚的时候做运动，这样就不会让自己睡不着。到了晚上7:00，我总是很饿。我要确保在晚上8:00前吃晚餐，这样临睡前就不会太饱。因为有时我很难在0:00前入睡，所以我会从晚上11:00开始为入睡做准备。如果我遵循这样的作息时间，我通常可以轻松入睡。

我的生物钟在哪里？

生物钟是生物的节律器或内部时钟，它使生理机能按照约24小时的周期运行。它由一组复杂的基因和蛋白质组成，这些基因和蛋白质控制着身体的许多功能（Turek, 2016）。身体的时钟主要位于大脑中一个被称为视交叉上核（suprachiasmatic nucleus, SCN）的部位。SCN中的细胞以大约24小时为一个周期"启动"，从而产生了许多可观察到的人体昼夜节律。SCN被称为"主时钟"，是昼夜节律系统的"复位按钮"和"监测枢纽"（Logan et al., 2016）。

SCN位于大脑前部，靠近眼睛，其理想的位置可确保该节律器产生的昼夜节律能对环境线索做出反应。专门的神经通路将有关明暗的信息从眼睛直接传递到SCN。因此，SCN可以根据眼睛接收到的信息对不断变化的环境光线做出反应。这是一个从容的系统：生物钟保持自己的规律，但当外部信号改变时，它可以根据需要进行转换。

除SCN外，身体的每个器官几乎都设有生物钟（Dibner, 2020）。肝脏和胃中的生物钟会影响消化功能，而血管中的生物钟则与心脏中的生物钟合作管理血压（Wehrens, 2017）。这些辅助生物钟与"主时钟"保持沟通，使全身的昼夜节律同步。到了睡眠时间，SCN会"通知"下丘脑分泌褪黑素（又是睡眠激素），进而"通知"其他生物钟调节功能以适应睡眠。

来自外周（即不在大脑中）的生物钟的信息也会被传回SCN。当你早上吃早餐时，消化道中的生物钟会向SCN发送信息（Flanagan et al., 2021）："我们的人类醒了，他在吃食物！"辅助生物钟之间的相互输入有助于昼夜节律保持平稳运行。

当你注意观察自己在一天中特定时间的感觉和行为时，就会发现自己的生物钟在起作用。例如，你可能会留意到自己在某些时间比其他时间更容易饥饿。你可能会意识到（或逐渐意识到）一天中什么时候精力最充沛或最能集中精神。你可能知道自己什么时候最容易入睡（对大多数人来说是晚上，但不是每个人都这样）。这些行为都是生物钟或昼夜节律工作的证明。

练习1.3　我的生物钟

下面有一个个性化的生物钟和一些常见的日常活动。请在图2的钟面上写下每项活动的编号，来表示你最有可能进行这项活动的大致时间。

这个练习将帮助你理解——你的许多日常活动都遵循着有规律的模式。

1. 起床
2. 上班或开始做家务
3. 感觉最警觉
4. 运动
5. 饥饿或用餐
6. 专注于一件事或阅读
7. 犯困
8. 上床睡觉
9. 入睡
10. 其他（补充你的个人活动）：＿＿＿＿＿＿＿＿＿＿＿＿＿＿＿＿

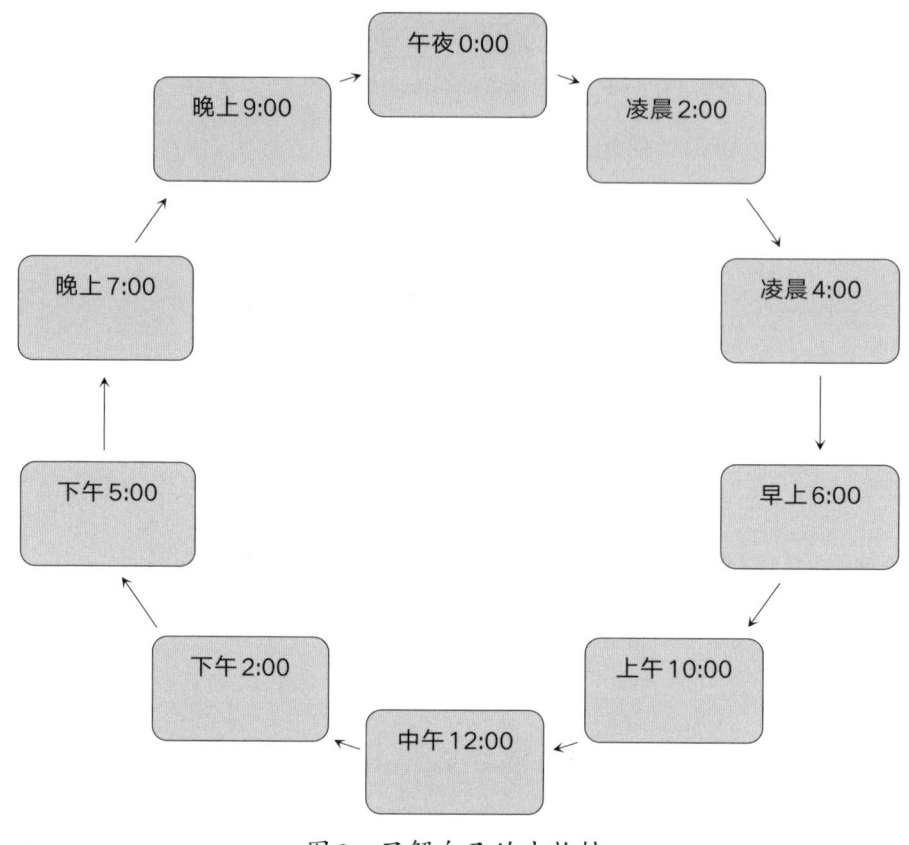

图 2　了解自己的生物钟

是什么让生物钟规律地运行？

2017 年，诺贝尔生理学或医学奖授予杰弗里·C. 霍尔、迈克尔·罗斯巴什和迈克尔·W. 扬，以表彰他们发现了一种控制正常日常生物节律的基因。他们研究发现，这种被恰当命名为"period"的周期基因控制着一种蛋白质——PER 的周期性表达，这种蛋白质夜间在细胞中积聚，白天降解。他们还发现，细胞具有自我维持机制，包括抑制反馈回路，以 24 小时为周期维持

PER的表达和降解。换句话说，昼夜节律是根植在我们的遗传物质中的。

诺贝尔奖获得者是在果蝇身上进行研究的，这说明这些系统在自然界中无处不在。人们还对小鼠的昼夜节律基因进行了研究。研究发现，缺少此类基因的小鼠表现出与躁狂症相似的行为模式。它们睡眠很少，行为混乱，还更爱冒险（McClung, 2007）。有趣的是，锂（一种用于治疗双相情感障碍的药物）可以逆转这些行为（Andrabi et al., 2020）。这类研究表明，双相情感障碍患者的昼夜节律基因可能受到影响（Logan et al., 2016）。

什么是昼夜类型？

昼夜类型是指身体在一天中特定时间更活跃或更困倦的自然倾向（Roenneberg et al., 2003）。个体的昼夜类型包括云雀型（喜欢在早上活动，晚上相对较早地进入梦乡）、猫头鹰型（喜欢熬夜，早上起床困难）和中间型（既非云雀型，也非猫头鹰型）。昼夜类型通常被描述为晨型（云雀型）和夜型（猫头鹰型），大多数个体处于该两者的中间（中间型）（Home et al., 1976）。

昼夜类型是潜在昼夜节律的一种行为表现，似乎是由基因决定的（Kalmbach et al., 2017）。有血缘关系的个体往往都共同有早睡或晚睡的倾向，因此昼夜类型是可以遗传的。年龄也会影响昼夜类型（Randler et al., 2017），年幼的儿童倾向于云雀型，青少年倾向于猫头鹰型，而老年人则倾向于云雀型。许多双相情感障碍患者都是猫头鹰型（Mansour et al., 2005）。

昼夜类型可以调整吗？

虽然昼夜类型是遗传的，也是成年人相对稳定的特质，但它也会受到环境影响。如果你天生是猫头鹰型，但每天早上6:00就必须起床照顾小孩，那么你可能会开始表现出偏云雀型的行为特征。然而，如果没有早晨职责的强化，你的作息时间很可能会向天生的猫头鹰型作息时间偏移。同样，如果出于环境需要（功课、工作、家庭责任），云雀型的人也可以强迫自己熬夜，但他们很可能会觉得早上精力最充沛，而且可能睡眠不足，因为他们会发现很难在正常情况下应该早起的时间入睡。与生理作斗争虽然很难，但是有可能的。一句话总结：如果你能采用与自己的昼夜类型相匹配的作息时间，你就会感觉最好。

练习1.4 你的昼夜类型是什么？

我们中有些人是云雀型（晨型），有些人是猫头鹰型（夜型），大多数人介于云雀型和猫头鹰型之间（中间型）。以下问题来源于"昼夜作息习惯量表"（morningness-eveningness questionnaire），但与原量表相比有很大改动，它们将帮助你确定自己的昼夜类型。

1. 如果你可以完全自由地计划你的一天（没有任何义务），那你最喜欢的起床时间是什么时候？
   - [5] 5:00 a.m.—6:30 a.m.
   - [4] 6:30 a.m.—8:00 a.m.
   - [3] 8:00 a.m.—9:30 a.m.
   - [2] 9:30 a.m.—11:00 a.m.
   - [1] 11:00 a.m.—12 noon

2. 如果第二天你没有任何事情要做，你会在什么时候睡觉？
   - [5] 8:00 p.m.—9:00 p.m.

- [4] 9:00 p.m.—10:30 p.m.
- [3] 10:30 p.m.—12:00 p.m.
- [2] 12:00 a.m.—1:30 a.m.
- [1] 1:30 a.m.—3:00 a.m.

3. 你早上起床容易吗？
   - [1] 非常困难
   - [2] 有点困难
   - [3] 有点容易
   - [4] 非常容易

4. 早上起床时，你感觉有多警觉？
   - [1] 一点也不警觉
   - [2] 比较警觉
   - [3] 相当警觉
   - [4] 非常警觉

5. 如果你想锻炼身体，你偏好在一天中的什么时间进行高强度体力活动？
   - [6] 8:00 a.m.—10:00 a.m.
   - [4] 11:00 a.m.—1:00 p.m.
   - [2] 3:00 p.m.—5:00 p.m.
   - [0] 7:00 p.m.—9:00 p.m.

6. 由于导师的日程安排，你需要在晚上10:00至11:00参加一门课的在线考试。你认为自己的考试成绩会如何？
   - [1] 会考得很好——这是我思考的好时机
   - [2] 会考得还行——这是我思考的较好时机
   - [3] 会觉得困难——这是我思考较困难的时候
   - [4] 会觉得非常困难——这是我很难思考的时候

7. 你在晚上9:00后保持清醒有多容易或多困难？
   - [4] 非常困难
   - [3] 有点困难
   - [2] 有点容易
   - [1] 非常容易

8. 你一天中什么时候感觉最好（最精神、心情最好）？
   - [5] 5:00 a.m.—8:00 a.m.
   - [4] 8:00 a.m.—10:00 a.m.
   - [3] 10:00 a.m.—5:00 p.m.
   - [2] 5:00 p.m.—10:00 p.m.
   - [1] 10:00 p.m.—5:00 a.m.

9. 你认为自己是云雀型还是猫头鹰型？
   - [6] 绝对是云雀型
   - [4] 云雀型多于猫头鹰型
   - [2] 猫头鹰型多于云雀型
   - [0] 绝对是猫头鹰型

9个问题的总分：_____。

解读结果 各项之和为7～43分。16分及以下表明你可能属于猫头鹰型；32分及以上表明你可能属于云雀型；17分至31分表明你可能属于中间型。

昼夜节律与双相情感障碍

研究人员发现，双相情感障碍患者与非双相情感障碍患者在昼夜节律方面存在差异（McCarthy et al., 2022）。双相情感障碍患者更有可能属于夜型，出现睡眠-觉醒阶段延迟、褪黑素分泌水平较低且时间较晚等情况，并且某些生物钟基因可能出现异常（McClung, 2007）。当你患有双相情感障碍时，你的生物钟对时间安排、时区和作息时间的变化会更敏感，这并不奇怪。你的生物钟很难保持规律，而一旦生物钟偏离了轨道，你就很难再回到正轨。失去规律作息与情绪恶化、精力下降、睡眠紊乱和情绪发作风险相关。相反，如果作息更有规律，情绪、精力和睡眠都会有所改善，发生新的情绪发作的风险也会降低。

总结

昼夜节律异常似乎既是双相情感障碍的病因，也是双相情感障碍本身的产物（McCarthy et al., 2022）。形成有规律的日常生活习惯来解决昼夜节律紊乱的问题，是控制双相情感障碍的一个重要策略（Frank et al., 2018）。社会节律治疗将帮助你学会如何调节自己的昼夜节律，这反过来又会帮助你改善双相情感障碍的症状，降低情绪发作的风险（Crowe et al., 2020）。

在下一章中，我们将介绍社会节律的概念，并开始使用"社会节律量表"——一种帮助我们调节社会节律和昼夜节律的自我管理工具（Monk et al., 1990）。

第二章
什么是社会节律？

在这一章，我们来谈谈社会节律。社会节律是指那些会影响昼夜节律的人际或社会因素。社会节律是昼夜节律的因（例如你每天在同一个时间起床，是因为你必须在那个时间上班），也是昼夜节律的果（例如你因为肚子饿而去跟朋友用餐）。如果你有双相情感障碍，拥有固定的社会节律可以帮助你稳定昼夜节律，从而提升你的情绪稳定性。在这一章，我们会探讨社会节律、昼夜节律和情绪之间的关系。

什么是授时因子？

正如我们第一章所述，我们的生物钟需要依赖外在提示来保持昼夜节律的24小时周期运行。这些外在提示被称为授时因子（zeitgebers）。

"Zeitgebers"是个德语名词，原义为"计时器"，意指那些节律性出现、能够训练生物钟的环境因素。你可以把授时因子想象为环境里的锚定点或路标。日出、日落是我们环境中最重要的路标，其他重要的路标包括四季更替、气温变化，以及食物供应等。

什么是社会授时因子？

当地球物理信号（例如光照）没有那么明显的时候，我们固定的社交行为就成为替代的锚定点或路标，这就是社会授时因子（social zeitgebers）。社会锚定点的例子包括工作、进餐和休闲活动。换句话说，社会授时因子是一些帮助我们身体记录时间、训练生物钟的社会因素。

◎蒂姆的小狗布鲁诺每天都会在早上6:00叫醒主人去散步。如果蒂姆没有起床，那布鲁诺就会低声呜咽，把家里弄得一团糟。在这个例子里，布鲁诺就是蒂姆的社会授时因子或社会锚定点，因为它帮助蒂姆每天在同一个时间起床。

◎尽管相隔异地，泽尼亚每天都会在傍晚时分致电她的妈妈。如果泽尼亚忘记打电话，妈妈一定不会让她好过。尽管有时泽尼亚不情不愿，但几乎不会忘记跟妈妈通话。在这个例子里，妈妈就是泽尼亚的社会授时因子。她跟妈妈的通话是一个社会锚定点，这通电话标志着泽尼亚由日间到傍晚的过渡。

◎杰夫在咖啡厅的工作从早上7:00开始。为了准时上班，杰夫每天早上6:00起床。杰夫的工作就成为了他的社会锚定点。

练习2.1　社会授时因子清单

以下清单罗列了一些常见的社会授时因子，即那些你可能会每天在同一时间有规律地做的事情。请在适用于你的社会授时因子旁边打钩，并写上你通常进行该项活动的时间（依据下面的例子）。你可以在清单最后写上你想到的其他社会锚定点。

注意，请只在你几乎每天都在相同时间做的事情旁打钩。你也可能没有任何固定的社会锚定点，尤其是在你已经抑郁了很长一段时间的情况下。这没有关系，因为这本书会帮助你发展属于你个人的社会锚定点，从而使你的生物钟正常运作。

☑喂小狗：早上6:30　　　　　　□为家人做饭：＿＿＿＿＿＿

□吃早餐：＿＿＿＿＿＿＿　　　□参与有组织的宗教活动：＿＿＿

□吃午餐：＿＿＿＿＿＿＿　　　□参与一天一次的祷告：＿＿＿＿

□吃晚餐：＿＿＿＿＿＿＿　　　□锻炼：＿＿＿＿＿＿＿＿＿

□上学：＿＿＿＿＿＿＿＿　　　□冥想：＿＿＿＿＿＿＿＿＿

□上班：＿＿＿＿＿＿＿＿　　　□服药：＿＿＿＿＿＿＿＿＿

□参与志愿者活动：＿＿＿＿　　□检测血糖水平：＿＿＿＿＿＿

□做家务：＿＿＿＿＿＿＿　　　□＿＿＿＿＿＿＿＿＿＿＿＿

□带小狗散步：＿＿＿＿＿＿　　□＿＿＿＿＿＿＿＿＿＿＿＿

□参与一种运动：＿＿＿＿＿　　□＿＿＿＿＿＿＿＿＿＿＿＿

什么是社会节律？

你会随着日出、日落而起床和睡觉吗？当然不会！但在工业化前的农业社会中，人们的昼夜节律几乎都被日出、日落所控制。然而，在现代社会，我们并不被自然环境所限。因此，我们的生物钟未免部分被反复出现的社会授时因子所影响，正如你在练习2.1所选的那些选项。这些重复影响我们生物钟的生活方式或人际常规活动，就被称为社会节律。

社会节律如何影响情绪？

有规律的社会节律有助于我们的生物钟平稳运作。通过每天在同一时间做同一事情，社会节律提醒了我们生物钟如何运作。社会节律帮助我们的生物钟维持大约24小时的周期，从而稳定我们的昼夜节律。如果你患有双相情感障碍，稳定的社会节律能够帮助你的情绪变得稳定。反之亦然，被打乱或不固定的社会节律会使你的昼夜节律变得不稳定，令你的情绪变差。因此，社会节律治疗的目的是帮助你稳定你的社会节律，稳定你的情绪。

练习2.2 玛利亚的社会节律

阅读玛利亚的故事，判断她的哪些社会节律是有规律的，并且是能帮助生物钟平稳运作的；哪些社会节律是不规律的，并且是会打乱她的生物钟的。"规律"指玛利亚几乎每天在同一时间做同一事情，"不规律"指玛利亚没有一个固定做该项活动的时间。不规律节律的例子包括那些每天在不同时间做的某件事，或是不一定会每天做的活动。不规律节律可能缘于重大的生活改变，例如生了孩子或换了新工作。

玛利亚最近失去了她的工作。她的情绪因为失业和生活日程的改变而变差。然而，她仍然试着每天在同一个时间起床，找一项能令她走出公寓的活动。她每天至少安排一次会面，有些会面是为了找工作，有些则只是与朋友散步、喝咖啡。她的钱不多，所以她经常不吃午餐。她经常尝试做一些运动，即使只是在小区散步。她经常致电她的朋友安杰拉，分享自己的最新状况。她知道规律饮食非常重要，虽然她不吃午餐，但会为自己准备热腾腾的晚餐，尽管可能只是即食面或焗豆米饭。她往往在晚上难以入睡，有时会在电脑前看视频，直到无法张开双眼。她经常在睡前浸浴，希望这会让自己更易入睡。

利用下方表格总结玛利亚的社会节律。

表1 玛利亚的社会节律

社会节律	规律	不规律
工作时间		
每天在同一个时间起床		
每天至少安排一次会面		
吃午餐		
吃热腾腾的晚餐		
与朋友安杰拉谈话		
睡前进行减压活动		

社会节律和双相情感障碍

研究发现，社会压力会诱发情绪发作，令双相情感障碍的症状恶化（Hlastala, 2003）。且那些导致社会节律变得不稳定的社会压力似乎会更严重地影响双相情感障碍（Schwartz et al., 1998）。例如，整夜在急诊室度过、整晚通宵准备考试、去旅行等，都会影响社会节律，从而令情绪变差。被打乱或不稳定的社会节律可能会导致双相情感障碍病发（Murray et al., 2021）。相反，稳定的情绪也跟规律的社会节律有关（Frank et al., 2005）。例如，每天在同一时间上床睡觉、按时吃饭、定期运动，都有可能令你的情绪改善。拥有稳定的情绪亦会使你更容易保持规律的作息。

练习2.3 你的社会节律

你的哪些社会节律是规律的？哪些是不规律的？以下列出了一些常见的社会节律，请判断对你来说这些活动是否规律，也可以注明对你来说不适用的活动，并在表格底部补充适用于你的社会节律。再次提醒，"规律"指你几乎每天在同一时间做该项活动；"不规律"是指那些每天在不同时间进行，甚至不一定会每天进行的活动。当你开始了解你的社会节律的规律性时，你就会进一步开始思考哪些是你想要使其稳定的节律。

表2 你的社会节律

社会节律	规律	不规律	不适用
起床时间			
工作			
每天要做的家务			
育儿责任			
养老责任			
养宠责任			
运动			

续表

社会节律	规律	不规律	不适用
与他人联络			
冥想练习			
吃早餐			
吃午餐			
吃晚餐			
睡前进行减压活动			
睡眠时间			

练习 2.4　回想你情绪稳定的时期

这个练习的目的是帮你回想你情绪稳定时所拥有的规律活动和社会节律。情绪稳定时期，指你在一连几周或几个月都觉得自己的情绪和精力处于正常状态，并能良好运作。如果你现在正感觉如此，请回想一下过去几天的常规生活；如果最近情况不太好，试着回想之前一段你感觉良好或情绪稳定的时期。

睡眠

你的睡眠规律吗（会每天在相同时间入睡或起床吗）？　_____

一般来说，你早上什么时候起床？　_____

一般来说，你晚上什么时候入睡？　_____

你会定时睡午觉吗？　_____

你一天总共会睡多少小时？　_____

饮食

  你是否有规律地吃早餐？如是，是在什么时间吃？　　　＿＿＿＿＿＿

  你是否有规律地吃午餐？如是，是在什么时间吃？　　　＿＿＿＿＿＿

  你是否有规律地吃晚餐？如是，是在什么时间吃？　　　＿＿＿＿＿＿

日常活动

  在这段时间，你是否有规律地工作或学习？如有，是什么样的工作或学习？在什么时候？

　　＿＿＿＿＿＿＿＿＿＿＿＿＿＿＿＿＿＿＿＿＿＿＿＿＿＿＿＿＿＿＿＿

　　＿＿＿＿＿＿＿＿＿＿＿＿＿＿＿＿＿＿＿＿＿＿＿＿＿＿＿＿＿＿＿＿

  你有定期运动吗？如有，是什么运动？在什么时候？

　　＿＿＿＿＿＿＿＿＿＿＿＿＿＿＿＿＿＿＿＿＿＿＿＿＿＿＿＿＿＿＿＿

　　＿＿＿＿＿＿＿＿＿＿＿＿＿＿＿＿＿＿＿＿＿＿＿＿＿＿＿＿＿＿＿＿

  你有定期参与休闲活动吗？如有，是什么活动？在什么时候？

　　＿＿＿＿＿＿＿＿＿＿＿＿＿＿＿＿＿＿＿＿＿＿＿＿＿＿＿＿＿＿＿＿

　　＿＿＿＿＿＿＿＿＿＿＿＿＿＿＿＿＿＿＿＿＿＿＿＿＿＿＿＿＿＿＿＿

  你有定期参加关心自我感受的活动吗？如有，是什么活动？在什么时候？

　　＿＿＿＿＿＿＿＿＿＿＿＿＿＿＿＿＿＿＿＿＿＿＿＿＿＿＿＿＿＿＿＿

　　＿＿＿＿＿＿＿＿＿＿＿＿＿＿＿＿＿＿＿＿＿＿＿＿＿＿＿＿＿＿＿＿

人际关系

  你每天定时跟其他人联络吗？如有，那是谁？在什么时间联络？

　　＿＿＿＿＿＿＿＿＿＿＿＿＿＿＿＿＿＿＿＿＿＿＿＿＿＿＿＿＿＿＿＿

　　＿＿＿＿＿＿＿＿＿＿＿＿＿＿＿＿＿＿＿＿＿＿＿＿＿＿＿＿＿＿＿＿

  有其他人或物帮助你保持常规活动吗（例如父母、伴侣、宠物）？如有，那是谁？在什么时间进行活动？

　　＿＿＿＿＿＿＿＿＿＿＿＿＿＿＿＿＿＿＿＿＿＿＿＿＿＿＿＿＿＿＿＿

　　＿＿＿＿＿＿＿＿＿＿＿＿＿＿＿＿＿＿＿＿＿＿＿＿＿＿＿＿＿＿＿＿

在这段时间，你需要照顾其他人或物吗（例如子女、父母、宠物）？如有，那是谁？在什么时间？

_____

_____

在回答了这些问题后，你对于你这段时间常规活动的规律性（或不规律性）有什么发现？

_____

_____

练习 2.5　回想你生病的时期

这个练习的目的是帮你回想你生病时所拥有的规律活动和社会节律。生病时期，指你在一连几周或几个月都觉得自己的情绪和精力处于亢奋或低落状态，并且不能良好运作。如果你现在正感觉如此，请回想一下过去几天的常规生活；如果你现在正感觉良好，试着回想你最近一次的情绪发作或是你最糟糕的一次情绪发作，回想你当时的生活节律。

睡眠

你的睡眠规律吗（会每天在相同时间入睡或起床吗）？　_____

一般来说，你早上什么时候起床？　_____

一般来说，你晚上什么时候入睡？　_____

你会定时睡午觉吗？　_____

你一天总共会睡多少小时？　_____

饮食

 你是否有规律地吃早餐？如是，是在什么时间吃？ _____

 你是否有规律地吃午餐？如是，是在什么时间吃？ _____

 你是否有规律地吃晚餐？如是，是在什么时间吃？ _____

日常活动

 在这段时间，你是否有规律地工作或学习？如有，是什么样的工作或学习？在什么时候？

 _____

 _____

 你有定期运动吗？如有，是什么运动？在什么时候？

 _____

 _____

 你有定期参与休闲活动吗？如有，是什么活动？在什么时候？

 _____

 _____

 你有定期参加关心自我感受的活动吗？如有，是什么活动？在什么时候？

 _____

 _____

人际关系

 你每天定时跟其他人联络吗？如有，那是谁？在什么时间联络？

 _____

 _____

 有其他人或物帮助你保持常规活动吗（例如父母、伴侣、宠物）？如有，那是谁？在什么时间进行活动？

 _____

 _____

在这段时间，你需要照顾其他人或物吗（例如子女、父母、宠物）？如有，那是谁？在什么时间？

_____

_____

下面，请对练习2.4和2.5的回答进行总结反思。

回想你在情绪稳定和生病时期的生活，你有发现你的情绪稳定性与你的生活规律性有什么关联吗？如有，你发现了什么？

_____

_____

如果你发现你的生活不稳定与你的发病有关联，你还记得两者是谁先出现的吗？当时发生了什么事呢？

_____

_____

比较你情绪稳定时期和生病时期的生活，你的哪项常规活动（睡眠、饮食、日常活动、人际关系）出现了最大变化呢？

_____

_____

社会节律量表简介

社会节律量表（social rhythm metric, SRM）是一个自我监测工具，可以让你了解你自己的日常生活和社会节律（Monk et al., 2002）。量表应该每天填写，每次完成只需要不到2分钟。你可以在本书的附录找到量表。SRM能够帮助你观察自己社会节律和情绪之间的关系，它也会帮你订立目标，提升你的社会节律的稳定性。当你进行SRT时，你需要每天填写SRM。

SRM在一开始包含了17项不同的日常活动。不过，后来的研究人员发现有5项日常活动跟双相情感障碍的结果密切关联。因此，我们使用的SRM版本只包含了5项日常活动。这些活动如下：①起床；②第一次与他人互动；③开始日常活动；④吃晚餐；⑤上床睡觉。

我们在SRM里增加了空格，你可以加上2项对你个人来说有意义的日常活动，例如运动、冥想、自我照顾、祈祷、服药等。你亦可以选择不填写这些空格，因为它不属于原始版本的SRM（Frank, 2005）。

SRM小提示

这些小提示可以解答你填写SRM时遇到的问题。

起床时间

◎记录的是早上你双脚触碰地面的时间（你的生物钟有传感器，探测你的身体什么时候处于直立状态）。

◎如果你已经离开床超过30分钟，就可将离床时间记录为你的起床时间（即便你之后可能会再次回到床上小睡）。

◎如果你已经醒来但仍然躺在床上，不要将其记录为起床时间，应保证你的双脚已经落地至少30分钟。

第一次与他人互动的时间

◎这是指你第一次与他人进行相互交流的时间。"相互"的意思是对方会实时回应你。如果你使用短信或社交软件交流，而对方即时回应了你，犹如你们正在面对面交谈，这也可以算是你第一次与他人互动。

◎如果你在卫生间碰到你的室友，然后他跟你打招呼，这也算是你第一次与他人互动。

◎如果是你的猫咪跳到你的头上，吵醒了你，这不算数。你互动的对象一定要是人类。

开始日常活动的时间

◎日常活动可以指任何事情，如你的工作、家务、课堂、志愿者工作。重点是选择一项你一周会做几次的活动。

◎如果你在一周内会经常进行不同的活动，你可以每天记录一项不同的活动（例如逢周一和周三照顾孙子，逢周二和周四在学校参加义工活动，逢周五参加读书会，逢周日要去教堂）。

◎如果你在当天没有进行任何活动，请空过这一条问题。

吃晚餐的时间

◎记录你吃饭，而不是准备晚餐的时间（你的生物钟在消化系统里有传感器，它会探测你吃下食物的时间）。

◎晚餐的分量并没有规定，就算是吃小吃也算数。

◎如果你在当天没有吃晚餐，请空过这一条问题。

上床睡觉时间

◎记录你在晚上关灯睡觉的时间。

◎如果你整晚半睡半醒，记录你第一次睡眠时长超过30分钟的入睡时间。

◎如果你晚餐后在沙发上睡了1小时，然后起床，再在凌晨1:00上床睡到第二天早上，请记录凌晨1:00作为你的睡眠时间。你在沙发上睡觉的时间被视作小睡。

练习2.6　填写你的SRM

复印本书附录的SRM（你需要每周使用一份SRM），尝试在SRM上填写你24小时内的活动。如果你不清楚该如何记录，请重阅以上的小提示。一旦你能够完成一天的活动填写，你就可以准备好继续每天填写SRM。你最好每天在固定时间记录你当天的活动，如果你选择晚上填写表格，你可以填写昨晚的"睡眠时间"，再填写今天除"睡眠时间"外的所有活动，到第二天晚上再填写今晚的"睡眠时间"。在你完成第四章的SRM目标设定之前，暂时不要填写"目标时间"。你最好在设定"目标时间"前至少填写一周的SRM信息，以帮助你了解目前的原始节律。下一章会有更多信息帮助你学会评估自己的情绪和精力水平。

总结

在这个章节中，我们了解了与健康或生病有关的社会节律（分别是有规律的社会日程和多变、不规律的社会日程）。我们也学习了SRM——一个可以帮助你追踪及稳定社会节律的工具。

现在你已经知道了很多有关生物钟、昼夜节律和社会节律的知识，可以开始将我们讨论过的一些想法付诸实践了。例如，每天在固定时间完成这个表格，这能够帮你控制自己的日常活动时间；或者你可以思考另一项可以每天在同一个时间做的事情（如吃早餐、运动、冥想）。先设定小目标，不要尝试一下子做太多事情。尝试每天在固定时间做一两项活动，看看你的情绪有没有发生很大变化。

在下一章中,我们会探讨双相情感障碍本身,了解医生如何做出诊断,以及这个疾病的常见症状。我们也会更深入地探讨 SRM,帮助你利用这个工具来了解自己的生活模式是如何稳定或干扰情绪的。

第三章
什么是双相情感障碍？

如果你正在阅读本书，那么你可能已经被告知（或怀疑）自己患有双相情感障碍。在本章中，我们将仔细研究双相情感障碍本身，了解医生是如何做出诊断的，以及这种疾病有哪些常见症状。你会了解到双相情感障碍有不同的类型（双相Ⅰ型障碍、双相Ⅱ型障碍等），医生会根据特定的症状群做出诊断。你可能会认同其中描述的部分症状，也可能是全部。随着你对双相情感障碍有了更多的了解，你会察觉哪些症状与你的情况最相近，从而明白在维持稳定的日常生活时你需要持续关注哪些症状。本章将以我们在第二章末尾介绍的SRM来收尾。

什么是双相情感障碍？

双相情感障碍以前被称为躁郁症，是一组导致情绪和精力变化的脑部疾病。双相情感障碍包含几个类型，最常见的是双相Ⅰ型障碍和双相Ⅱ型障碍（稍后将详细介绍）（World Health Organization, 2023）。双相情感障碍具有高度遗传性，通常由家族遗传（Vieta et al., 2018）。双相情感障碍可能在任意时期发病，但最常见的是从成年早期开始。许多双相情感障碍患者表示，即使他们没有经历过"全面爆发"式的躁狂或抑郁发作,他们在童年时期也会有一些症状(Leverich et al., 2007)。双相情感障碍是一种慢性疾病,随着时间的推移,病情时好时坏(Judd et al., 2003)。双相情感障碍有许多治疗方法,包括药物疗法和心理疗法(Yatham et al., 2018)。SRT是一种心理疗法,已被证明有助于改善双相情感障碍患者的预后(Sankar et al., 2021)。

双相情感障碍的定义是反复出现情绪发作,包括抑郁、躁狂和轻躁狂(World Health Organization, 2023)。轻躁狂是双相情感障碍的一种较轻的表现形式,下文将对此进行讨论。首次就诊时,医生会询问你是否曾有双相周期发作的病史(抑郁、躁狂、轻躁狂);医生会根据你的综合病史做出诊断,而不仅仅是根据你当下的情绪状态。

阿南德回忆道:从记事起他就断断续续地感到沮丧。他错过了10年级一半的课程,因为他情绪低落到几乎无法起床。他食欲下降,难以集中注意力,很自责,每晚睡10～12个小时。他的家人不相信心理治疗,所以尽管他的老师敦促家长带阿南德去看医生,他们也从未去过。到10年级的春天,他的情绪开始好转。11年级时,他开始服用某些药物,在学校里也表现得很懒散。他曾希望能上四年制大学,但他的高中成绩却不够理想。19岁时,他报名进入了当地的一所社区学校,成为一名兽医技术员。他的家人在他18岁后拒绝资助他,所以他还同时从事2份清洁工的工作以支付餐费、房租和社区学校的学费。因为这些工作,他几乎没有时间睡觉。

起初,他一直觉得很累,但很快他的精神状态开始"起飞"。他的朋友描述那时的他"疯狂兴奋"。最后,当他闯入当地图书馆,声称自己是为了学习所有书中的内容后，即被送去住院治疗。入院后，他被告知自己当时正在经历躁狂发作。

阿南德的医生诊断他患有双相Ⅰ型障碍，因为他经历了躁狂发作——只需要有一次躁狂发作的经历，就可满足双相Ⅰ型障碍的诊断标准（World Health Organization, 2023）。然而，通常来说，双相Ⅰ型障碍患者也会经历抑郁发作。回顾病史，阿南德除了19岁时的躁狂发作，还可能在高中时期经历过抑郁发作（当时未被诊断或治疗）。因此，他符合双相Ⅰ型障碍的诊断标准，即具有经历过躁狂发作和抑郁发作的典型模式。

什么是抑郁发作？

许多人认为双相情感障碍就是"情绪波动"，但实际上远不止如此。情绪可能在疾病的不同阶段有不同表现，但双相情感障碍发作的定义包括一系列症状，情绪只是其中之一。

世界卫生组织的《国际疾病分类》（ICD）针对抑郁发作进行了定义。《国际疾病分类》现已发布第十一版（ICD-11）。根据ICD中的标准，抑郁发作被定义为持续至少2周悲伤、沮丧或对事物不感兴趣。此外，还需伴有以下症状中的至少5种，这些症状包括：

◎ 食欲变化（吃得太多或太少）和体重变化（增加或减少）。

◎ 睡眠变化（睡得太多或太少）。

◎ 感觉迟钝或精力不足。

◎ 可察觉到的不安或精神运动迟滞（看起来行动迟缓）。

◎自我评价降低，低自尊。

◎难以清晰思考、集中注意力或做决定。

◎绝望感。

◎内疚感。

◎有自杀意向、希望死亡或企图自杀。

若这些症状严重到妨碍日常生活，使其难以正常或良好运转的程度，即满足抑郁发作的定义。

你在过去有过这样的经历吗？如果有，你很可能至少经历过一次抑郁发作。这样的抑郁发作如果与躁狂或轻躁狂发作史相结合，就可诊断为双相情感障碍。

你目前是否感到情绪低落或抑郁？互联网上很容易找到被广泛使用的抑郁发作（临床抑郁症）筛查工具，如九项患者健康问卷（PHQ-9）（Kroenke et al., 2002）。这些工具会告诉你，你是否可能正在经历抑郁发作。但还有些其他因素，如贫血、甲状腺问题或创伤，也可能会导致情绪低落，所以你需要咨询具备专业素养的医生。只有具备资格的专业人员才能给出正式的精神病诊断。如果你认为自己目前正在经历抑郁发作，请联系医生或其他具备资格的心理健康专业人员。

自杀风险

自杀的想法或行为在抑郁发作和躁狂发作期间都可能发生，只是在抑郁发作期间更为常见。研究表明，患有心境障碍的人面临着自杀未遂和自杀死亡风险的增加。双相情感障碍患者的自杀风险是普通人群的25倍（Schaffer et al.,

2015）。这种自杀念头或行为是疾病的症状，当情绪好转时，它们通常会得到改善——尽管有时在情绪缓解后也会持续存在。自杀行为和计划会危及生命，如有此想法，请立即就医。

什么是躁狂发作？

至少经历过一次躁狂发作才能被诊断为双相Ⅰ型障碍。躁狂发作可能非常严重，它总是会给工作和人际关系带来问题，患者有时需要住院治疗。躁狂发作被定义为至少一周感到"太"快乐或非常易怒、急躁、精力充沛（World Health Organization, 2023）。躁狂发作的持续时间没有上限。原则上，躁狂可以持续数周或数月，但由于躁狂是一种精神科急症，大多数人会相对较快地接受治疗。与抑郁发作一样，躁狂发作必须伴有一系列附加症状，才能被诊断，这些症状包括：

◎感觉异常良好，认为自己比别人优秀。
◎不需要太多睡眠，只睡几个小时就感觉神清气爽。
◎言语增多，在话题之间转来转去，以至于引起他人注意。
◎注意力太容易被环境中不重要的因素所吸引。
◎性欲、社交能力上升，或目标导向活动增加，如过度清洁、锻炼或工作。
◎有危险或冲动行为，如危险驾驶、花很多钱等不顾后果的冲动鲁莽行为。
◎出现不真实的想法，比如听到不存在的声音或无缘无故地感到害怕。

同样，这些症状需要达到妨碍日常生活，使其难以正常或良好运转的程度。

埃莱诺拉在2019年入院前表现出持续3周的兴奋。虽然她作为平面设计师被解雇了,但她说她心情很好,感觉棒极了。在那段时间里,她精力充沛,在地下室收集树枝、树叶和死昆虫,称其在为一个"艺术项目"做准备,且这个项目有可能让她赢得诺贝尔奖。她当时的室友一直问她为什么要收集这么多"垃圾",担心这样会导致家里出现虫害。当室友质疑她的"重要"活动时,她会表现得脾气暴躁。她还有一些不寻常的行为,比如申请加入海军陆战队(她之前对军队没有表现出任何兴趣)、购买她买不起的东西(比如500美元的被子和新iPhone手机)。后来,她开始在网上与来自她母亲的祖国——巴西的陌生人聊天。她计划前往巴西探望他们,并购买了一张难以负担的去圣保罗的商务舱机票。她说她的睡眠时间减少到每晚2~3个小时,但这并没有给她带来困扰,因为她感觉"很棒"。她开始表现得很奇怪,半裸着跑进车流,用葡萄牙语大声叫喊。警察将她带走并收押后,由于担心她的古怪行为和安全问题,把她送往了精神病院。医生告诉她,她正在经历躁狂发作。

如果你或你认识的人正在经历躁狂发作,请联系专业的医生或前往最近的医院。

什么是轻躁狂发作?

许多人对躁狂发作(manic episode)和轻躁狂发作(hypomanic episode)之间的区别感到困惑。"Hypo"在希腊语中意为"低于"。轻躁狂是一种较轻的躁狂。躁狂发作可能非常严重,通常需要住院治疗,但轻躁狂发作不用住院治疗,也不会对日常生活造成重大影响。事实上,有些人在轻躁狂发作时感觉自己表现得比平时更好。与得知好消息时短暂几个小时的感觉良好不同,轻躁狂发作是一种至少持续数天的医学状况，其他人可以发现患者与平时状态的不同。轻躁狂的持续时间没有上限，某些人的轻躁狂可持续数周，甚至数月。

根据ICD-11，轻躁狂发作被定义为至少几天情绪异常高涨或易怒，活动增多，精力持续高涨。与抑郁发作一样，除情绪高涨或易怒外，轻躁狂的诊断需要依据一系列其他症状，至少包括以下几点：

◎自我感觉良好，自觉比别人优秀。
◎不需要太多睡眠，只睡几个小时就感觉神清气爽。
◎言语增多，在话题之间转来转去，以至于引起他人注意。
◎注意力太容易被环境中不重要的因素所吸引。
◎性欲、社交能力上升，或目标导向活动增加，如过度清洁、锻炼或工作。
◎有危险或冲动行为，如危险驾驶、花很多钱等不顾后果的冲动鲁莽行为。
但这些症状不会导致精神病症状（与现实脱节）或使患者难以维持现实生活。

当埃莱诺拉于2019年因躁狂入院时，她的医生问她过去是否有过像现在这样的躁狂发作。她不记得有什么很明显的事情，但她回忆起，在2018年开始从事平面设计工作前，她有一段时间感觉心情很好，精力充沛。她把这归功于找到了一份好工作。但是，就像躁狂发作一样，她一直在参与许多活动，锻炼频次也远多于平时。她的睡眠时间减少到每晚6个小时，但她并不觉得累。她经常和朋友出去玩，在社交上花了很多本不应花的钱。然而，她并不担心，因为她认为只要她拿到第一笔薪水，就可以支付这些费用。她的朋友们当时觉得她"很亢奋"，说话很快。她还注意到自己当时性欲高涨，还和几个她几乎不认识的人交往过。回想起来，她认为自己通常不会做这样的事情，但她说"当时觉得很有趣"。当她开始投入新工作之后，这些症状就消失了。她恢复了平时的活动和睡眠状态。她当时并不认为这有什么大不了的。医生告诉她，这可能是与她的双相情感障碍有关的轻躁狂发作。医生还指出，不规律的日程安排可能会使她容易轻躁狂发作，当她开始新工作并按计划生活时，情况就有所改善。

躁狂发作和轻躁狂发作有什么区别？

你有没有注意到ICD-11中躁狂发作和轻躁狂发作的标准几乎相同？这就是很多人困惑的根源。它们的主要区别在于：

◎持续时间不同。躁狂发作必须持续至少一周（治疗可能缩短持续时间），轻躁狂发作必须持续至少几天。持续时间均没有上限，即躁狂发作和轻躁狂发作都可能持续数周，甚至数月。因此，如果发作已经持续数周，那么持续时间无助于区分躁狂发作和轻躁狂发作。

◎功能损害。根据定义，躁狂发作会导致所有功能领域的受损，而轻躁狂发作不会。在实践中，这样的区别非常细微，很难厘清。

◎精神病性症状。精神病性症状可能出现在躁狂发作中，但不会出现在轻躁狂发作中。

为什么我们要区分某人的"亢奋"应被归类为躁狂还是轻躁狂？这是因为躁狂的存在将提示医生诊断其为双相Ⅰ型障碍。而如果只出现轻躁狂，则应该给出双相Ⅱ型障碍的诊断。医生对Ⅰ型和Ⅱ型的治疗方式不同。因此，进行这种区分很重要。

虽然只有医生可以诊断躁狂或轻躁狂，但你也可以使用被广泛使用的量表

（在网上能搜索到）来初步筛查自己的躁狂和轻躁狂症状，如使用Altman躁狂自评量表（ASRM）（Altman et al., 1997）或情绪障碍问卷（MDQ）（Hirschfield et al., 2003）。但请注意，这些量表并不能区分躁狂和轻躁狂。

混合发作

更复杂的是，许多双相情感障碍患者会经历混合发作。当一个人既符合躁狂发作或抑郁发作其中一种的所有标准，又同时出现相反另一种发作的一些症状时，就意味着混合发作。例如，有人可能会既出现悲伤、精力差、有自杀念头、注意力不集中和食欲差（即符合ICD-11对抑郁发作的标准），又同时有思维加快、感觉良好，并且不需要太多睡眠的症状。混合发作很常见，且与较高的自杀风险有关（Berk et al., 2005）。

练习3.1　识别我的情绪症状

并非每个人在情绪发作时都会出现同样的症状。这个练习将帮助你在情绪发作的情况下识别你的个人情绪症状。你可以针对这些症状来制订更规律的日常作息。

为了更好地识别抑郁、躁狂和轻躁狂，请你回想一下你在这些情绪状态下的感受。

你的典型症状是什么？哪些会导致问题？在下面的练习中，请在每种情绪发作类型对应出现的症状旁边打钩（√）。如果这种症状造成了问题，或让你感到不安，请在旁边添加一个加号（+）。请注意，某些症状（如易怒或睡眠不佳）可能出现在多种发作类型中。

表3 识别我的情绪症状

症状	发作类型		
	抑郁	躁狂	轻躁狂
悲伤或情绪低落			
绝望或无望感			
易怒			
对通常令人愉快的活动失去兴趣			
懒散或动作迟缓			
自我评价降低，低自尊			
难以清晰思考、集中注意力			
考虑或企图自杀			
食欲差或体重下降			
食欲增加或体重上升			
睡眠时间增多			
睡眠不佳或难以入睡			
乐观或情绪高涨			
精力充沛或感觉兴奋			
不需要太多睡眠			
谈话时快速跳转很多不同的话题			
思绪飞快			
自我感觉异常良好，好像自己比别人优秀			
注意力太容易被环境中不重要的因素所吸引			
做很多"过度"的活动，比如过度清洁、锻炼或工作			
从事冲动或危险的活动，如在不必要的衣服上花很多钱、危险驾驶、过度饮酒			

那么，一个人可以同时患有抑郁症和双相情感障碍吗？如果你患有双相情感障碍，抑郁发作会被认为是双相情感障碍的一部分，所以你无法同时患有抑郁症和双相情感障碍。在你患有抑郁症的情况下，一旦你经历了一次躁狂或轻躁狂发作，你的诊断结果就会从抑郁症转变为双相情感障碍。这种区别很重要，因为治疗双相情感障碍的药物与治疗抑郁症的药物不同。抑郁和躁狂同时发作在双相情感障碍中很常见，而抑郁发作会比躁狂或轻躁狂发作更常见。

你患有哪种双相情感障碍？

双相情感障碍的类型如下（World Health Organization, 2023）：

◎ 双相Ⅰ型障碍——以躁狂和（经常性的）抑郁交替发作为特征。轻躁狂发作也很常见。

◎ 双相Ⅱ型障碍——以轻躁狂和抑郁交替发作为特征。不会出现躁狂发作。

◎ 其他特定的双相情感障碍及相关障碍——交替出现轻度的轻躁狂发作（轻于"完全"轻躁狂发作）和抑郁发作。

根据这一逻辑，即使你一生中只有一次躁狂发作，也意味着你将永远被诊断为双相Ⅰ型障碍。有过轻躁狂发作则意味着你可能被诊断为双相Ⅰ型障碍或双相Ⅱ型障碍，这取决于你是否经历过躁狂发作。如果你有过抑郁发作，但从未有过躁狂或轻躁狂发作，你会被诊断为抑郁症。如果你经历了情绪的起起落落，但没有完全满足抑郁发作、躁狂或轻躁狂发作的症状，那你可能会被诊断为其他特定的双相情感障碍。

练习 3.2 双相情感障碍计算器

双相情感障碍计算器可以帮助你判断可能患有的双相情感障碍的类型。请注意,这并不能代替医疗专业人员的正式诊断。

回想你一生中经历过哪种类型的发作。使用本章前半部分中的定义来判断你是否满足每种发作类型的"严格定义"标准。

表 4　判断你的发作类型

发作类型	是	否
抑郁发作		
躁狂发作		
轻躁狂发作		

表 5　用双相情感障碍计算器记录并对照

反应			可能的诊断
抑郁发作	躁狂发作	轻躁狂发作	
是	是	是	双相Ⅰ型障碍
是	是	否	双相Ⅰ型障碍
是	否	是	双相Ⅱ型障碍
是	否	否	抑郁症
否	是	是	双相Ⅰ型障碍
否	是	否	双相Ⅰ型障碍
否	否	是	其他特定的双相情感障碍
否	否	否	无心理障碍

也许这不是双相情感障碍

其他心理健康问题可能会被我们误当成双相情感障碍，有时还会与双相情感障碍同时发生。这些疾病包括焦虑障碍、边缘型人格障碍、创伤后应激障碍、注意缺陷多动障碍和物质使用障碍等。有时，甲状腺问题、贫血和癫痫等疾病会引发容易与双相情感障碍相混淆的症状。考虑其他的可能是很重要的，出于这些原因，请务必咨询专业人士以全面评估症状。

心境障碍和昼夜节律

正如我们在前几章中讨论的那样，患有双相情感障碍会使个体面临昼夜节律紊乱的风险。风险是互相影响的：患有双相情感障碍意味着你的昼夜节律可能更容易变得不规则，而不规则的昼夜节律可能会使双相情感障碍症状恶化（McCarthy et al., 2022）。需注意的是，抑郁症也与昼夜节律紊乱有关（Ehlers et al., 1993）。如果双相情感障碍计算器显示你患有抑郁症，你可能会发现规范社会节律以稳定昼夜节律是非常有帮助的。研究表明，SRT对抑郁症和双相情感障碍都有帮助（Crowe et al., 2016）。在本书的下一章，我们将帮助你制订更有规律的日程安排。

练习 3.3　情绪温度计

每天，作为完成SRM的一部分，你需要对自己的情绪和精力水平进行评分。这个练习将帮助你通过建立个性化情绪温度计来完成你的情绪评分。

想象一个温度计，最低为"-5"，最高为"+5"。在这其中，"0"表示平均或平稳的情绪评分：

0 = 情绪非常平稳。

在现实生活中，我们都有轻微的情绪起伏。正常情绪起伏为"+1"和"-1"：

+1 = 有点儿乐观（收到一些好消息后的感觉）；

-1 = 有点儿沮丧（当你度过糟糕的一天时的感觉）。

情绪在"+2"或"-2"则表明抑郁或躁狂的早期迹象已经存在，但尚未失控：

+2 = 情绪高涨，觉得没有什么能让你失望；

-2 = 兴趣低，远离人群，不想多说话。

当情绪发作失控或出现严重问题时，使用以下评分。

对于躁狂发作：

+5 = 你感觉到最躁狂的状态（通常需要住院）；

+4 = 躁狂到失控；

+3 = 其他人注意到你情绪十分高涨，说话很快。

对于抑郁发作：

-3 = 大部分时间都很悲伤；

-4 = 抑郁影响了日常生活；

-5 = 你感受到最沮丧的情绪（通常需要立即就医或住院）。

然而，每个人在情绪温度计的每个级别上会出现略有不同的症状。

在准备完成个性化情绪温度计时，想想你在每个情绪严重程度上表现出的症状。例如，在"＋3"时，你可能会注意到你很难集中注意力；而在"＋4"时，你会变得易怒。

对于下面每个情绪评分，你需要添加对自己感觉的描述。以下是一些可以写在空白行上的描述示例（你也可以根据自己的经验自行描述）：

总是管别人的事情，不能保持安静；

我的思绪无法平静；

做太多事情，但什么都没完成；

十分开心，没有什么能影响到我；

尖酸刻薄；

有点难过，想着一切有多糟糕；

没有兴趣，感觉自己像个木头人；

想不出活下去的理由，想放弃；

一直哭泣……

我的个性化情绪温度计

＋5 最躁狂的状态，需要住院：
_____

＋4 躁狂到失控：
_____

＋3 其他人能注意到你情绪十分高涨，说话很快：
_____

＋2 情绪高涨，觉得没有什么能让你失望：
_____

＋1 有点儿乐观：
_____

0 情绪平稳：
_____

－1 有点儿沮丧：
_____

－2 兴趣低，远离人群，不想多说话：
_____

－3 大部分时间都很悲伤：
_____

－4 抑郁影响了日常生活：
_____

－5 非常低落，最沮丧，可能需要住院：
_____

关于情绪评级的常见问题

Q：如果我对工作中发生的事情感到沮丧，我可以把情绪定为"－1"吗？

A：这取决于你有多沮丧。如果只是片刻，选择"－1"是正确的。如果你整天都在哭，感觉想趴在床上休息，你应该选择"－2"。如果你有过自杀的念头，但没有伤害自己的计划，可以选择"－3"。

Q：当我躁狂时，我变得易怒而不是快乐。我怎么评分呢？

A：这很常见。量表的正号用于表示过度快乐或过度恼怒的情绪。大多数分值在"＋4"或"＋5"的人都有一定程度的易怒。加号可能会误导你，但这些不一定都是积极的状态，尽管你处于该评分时可能感觉不错。

Q：所以"0"是好的？

A：在这个量表中，"0"是指正常的，或者情绪平稳的状态。

Q：我习惯于用别的量表来评价我的情绪。我可以用它代替吗？

A：虽然我们通常借助此评分量表来填写SRM，但你可以使用任何适合你的量表对情绪进行评分。

为什么需要把情绪和精力分开评估？

有时，情绪和精力会朝着相反的方向变化发展。

你是否曾感到有点儿悲伤或沮丧（情绪＝－2），但同时也感到激动或亢奋（精力＝＋2）？

你是否曾感觉心情不错或情绪高涨（情绪＝＋2），但仍然难以开始做事（精力＝－1）？

情绪和精力朝着相反的方向发展是混合情绪状态的特征（Berk et al., 2005）。因此，分别观察情绪和精力，看看它们是朝着相同的还是相反的方向发展，对我们来说是有帮助的。

练习 3.4　精力温度计

精力温度计的工作原理与情绪温度计相似。

精力温度计的评估范围为"-5"到"+5"：

+5＝你感觉到的精力最充沛的状态；

-5＝你感觉到的最低迷的状态。

正常精力范围为"-1"到"+1"：

+1＝有点儿精力充沛（喝完一杯咖啡后的感觉）；

-1＝有点儿懒散（没有睡个好觉后的感觉）；

0＝平静，非常平均的精力水平。

精力为"+2"或"-2"则表明抑郁或躁狂的早期迹象已经存在，但尚未失控。

以下是一些精力评分对应的状态：

+5＝超人的精力水平，动作速度比其他人都快；

+4＝精力非常充沛，难以入睡或无法安静地坐着；

+3＝其他人注意到你焦躁不安，容易激动；

+2＝开始感到激动，就像发动机在加速一样；

-2＝行动迟缓，感觉做事需要付出努力；

－3＝其他人注意到你行动缓慢；

－4＝即使做小事也需要费很大劲，四肢感觉沉重；

－5＝几乎无法移动，整天躺在床上。

然而，每个人在精力温度计的每个级别上会出现略有不同的表现。

在准备完成个性化精力温度计时，思考你在每一级下个人的精力水平。例如，在"＋3"时，你可能会注意到你不安分或比平时更活跃，而在"＋4"时，你会感到难以入睡。

对于下面每个精力等级，你需要添加对自己感觉的描述。以下是可供参考的示例（你也可以根据自己的经验自行描述）：

太兴奋了，人们都说我疯了；

参加许多项目和活动；

来回踱步，无法停下；

行动迅速，非常敏捷；

比平时更有活力；

感觉迟钝，被迫减慢了速度；

需要强迫自己移动，四肢感到沉重；

我的四肢不能动，就像在水泥里一样；

只能在床上度过每一秒，什么都做不了……

我的个性化精力温度计

＋5 超人的精力水平：

＋4 行动迅速，无法安静地坐着：

＋3 别人注意到你焦躁不安，容易激动：

＋2 感到激动，充满活力：

＋1 有点儿兴奋：

0 正常，平均精力水平：

－1 有点儿懒散：

－2 感觉做事需要付出努力：

－3 其他人注意到你行动缓慢：

－4 即使做小事也需要费很大劲：

－5 几乎无法移动，整天躺在床上：

为什么SRM中包含情绪评分和精力评分？

情绪评分和精力评分可以让你看到你的情绪、精力和日常生活之间的联系。在SRT中，我们认为，当你的日程安排不那么规律时，你的情绪和精力会更差。随着日常生活变得更加规律，你的情绪和精力会得到改善。

再次审视SRM

当你进行SRT时，完成SRM非常重要，这有助于你更全面地了解你的社会节律和你的情绪、精力之间的关系。你在坚持每天完成SRM时可能会遇到困难（这是常见的，特别是当你感觉不舒服时），我们将在下一章为你提供一些克服困难的技巧和策略。如果你已经完成了至少一周的SRM自测，请继续阅读下一章，接下来你将学习分析SRM。如果你还没有准备好阅读下一章节，请继续使用SRM进行自测，直到你认为准备好为止。

总结

在本章中，你了解了双相情感障碍。你现在已经了解了抑郁、躁狂和轻躁狂发作常见的症状。你应该能发现自己的典型情绪症状。随着你养成更稳定的日常生活习惯，我们预计这些症状会有所改善。如果你的症状已经有所改善，那么日常生活的规律化将有助于防止症状恶化。

在下一章中，你将学习如何分析SRM，并获得一些可以帮助你克服障碍来完成SRM的策略。

第四章

使用社会节律量表

在本章中，你将学习如何使用社会节律量表来分析你的社会节律和情绪。你将学会分析自己完成SRM时发现的信息。这一过程将帮助你看到社会节律的规律性与你的情绪和精力之间的联系。尽管我们尚未要求你改变你的日常习惯，但学习本章将为后续章节中你改善自己的日常习惯做好铺垫。

如果你属于"三思而后行"的类型，你可能会发现，在改变之前先了解自己的日常习惯对你来说很有帮助，但有些性子急的人可能会对于在获得行动方法之前还不得不再阅读一章而感到挫败。（坚持下去——很快！）还有一些人可能已经发现自己不规律的节律加剧了双相情感障碍，这是一个令人不安的过程。采取循序渐进的方法（在学习调整节律之前先学习分析SRM）将帮助你做好必要的准备。如果你开始感到不知所措，本章将提供一些技巧，让改变节律的过程更顺利。

在本章中，你将被要求查看并评估自己的SRM，因此在继续之前有必要确保自己完成至少一周的自我监测。如果你在完成SRM时遇到困难，本章还提供了一些解决策略。如果你还没有准备好分析你自己的SRM，你可以通过分析本章后面提供的示例（参见"分析迦勒的SRM"）进行练习。

重新审视SRM

在本章中，你将学习如何分析SRM，从而审视自己的日常生活模式。你需要特别关注自己每天几乎在同一时间做什么活动，而哪些活动的时间不太一致。你需要思考自己日常节奏的一致性与情绪、精力评分之间的联系。希望你能注意到那些对你的情绪和精力有利或不利的模式。这些模式将为第五章"设定社会节律量表的目标"以及第六章"设定社会节律目标"奠定基础。

本章重点在于理解而不是改变你的社会节律。这好比是在开始烹饪之前看一下蛋糕配方，提前知道你需要准备多少鸡蛋，使用一个还是两个碗，需要多少面粉，以及烤箱预热到多少摄氏度，这些是很重要的。当然，你可以即兴创作蛋糕配方，但如果你按照指示逐步进行操作，最终产品通常会更好。同样，熟悉你的日常（知道哪些是规律的、哪些是不规律的，学会跟踪你的情绪）将使你朝着更合理、更有根据的方向前进，这有助于你调整昼夜节律。总之，在调整它们之前，你需要先知道你的生物钟发生了什么。

识别和解决完成SRM时遇到的难题

如果你在坚持每天填写SRM时遇到困难，你要知道自己并不孤单。许多人，特别是当他们感觉不舒服时，很难做到每天填写SRM。你可能还会觉得完成表格会让你感觉更糟，因为它将让你清楚地看到自己睡过头、跳过餐点或感觉糟糕。你可能想合上这本书，再也不翻开。然而，尽管现在感觉不好，你内心深处也正在寻求改变，毕竟你已经读到了第四章。我知道你可能对这些感到矛盾，但我想鼓励你。想象一下，如果你不再抑郁、拥有更多精力、睡眠也回到正轨，那会是什么感觉？改变是有可能的！完成SRM是你掌控双相情感障碍、提升健康水平的重要工具。它将帮助你达成目标。你不必独自完成这个过程，这本书会帮助你。接下来的练习将帮助你解决完成SRM时遇到的障碍。

练习 4.1　完成 SRM 时的障碍和解决方案

以下是完成SRM时的常见障碍清单。请选择所有你遇到的障碍，并在下面的空白处写出克服障碍的方法。如果你想不出任何解决方案，不要担心，练习末尾有一些克服障碍的建议。

☐ 我会忘记每天完成我的SRM：_____
_____

☐ 我总是放错位置，当我需要它时总是找不到它：_____
_____

☐ 我没有足够的精力或动力去完成它：_____
_____

☐ 我回避看自己的SRM，因为我的生活一团糟：_____
_____

☐ 我总是忘记填写我的"上床时间"：_____
_____

☐ 我讨厌填写纸质表格：_____
_____

☐ 一些项目不适合我：_____
_____

☐ 我很好，可以每天完成我的SRM。

以下是一些帮助你克服常见困难的小贴士，选择可能对你有帮助的那些条目。

☐ 在你的手机或电脑上为每天填写 SRM 设置提醒。
☐ 每天在同一时间填写你的 SRM。
☐ 把你的 SRM 放在你每天很可能会看到的地方，比如贴在浴室镜子上或放在床头柜上。旁边放一支笔！
☐ 填写 SRM 上的一两个条目总比不填写任何条目要好。这周就选一两个条目来记录。
☐ 记录你对就寝时间的"最佳猜测"。如果你最终的就寝时间比预期早或晚，请在第二天进行更正。
☐ 如果你没有进行某项活动，或记不住，请留空。
☐ 如果这很难，请对自己宽容一些。每天只做一件事，一天接一天地完成。
☐ 在你的电脑上创建一个电子表格，在那里记录你的 SRM 信息，而不是记录在纸质的表格上。
☐ 为自己留一个便笺，提醒自己填写 SRM 的重要性。
☐ 请一位朋友或亲戚使用短信或电话提醒你。
☐ 找到一位 SRM 伙伴，一起来填写 SRM。
☐ 列出本周你为保证自己完成 SRM 而要做的两件事：

1. 我将_____。
2. 我将_____。

分析 SRM 的技巧

在查看已完成的 SRM 时，你应该关注日常活动中的规律性或不规律性模式，然后检查情绪和精力评分。初次分析 SRM 时，应该横向查看一行，而不是纵向查看一列，这将帮助你了解自己一周内各项活动的规律性。尝试找出你日常活动的规律：你是不是在工作日活动很规律，而周末不稳定？一周中的某个事件是否打乱了你一周中其他活动的规律？某些活动是否比其他活动更为规律？

接下来，查看每天的情绪和精力评分。你是否注意到你的日常活动和评分之间的联系？你是否在 SRM 中看到了你的日常活动对情绪和精力的影响？你的日常活动和情绪之间的联系是否存在滞后或延迟（这是一种常见模式）？当你的日常活动保持规律时，你的情绪和精力评分会发生什么变化？当它们不规律时又会怎么样？

练习 4.2　分析迦勒的 SRM

在尝试分析自己的 SRM 之前，先练习分析他人的 SRM。迦勒患有双相 I 型障碍，正在学习监测 SRM。查看迦勒的 SRM，然后回答以下问题。

迦勒，25 岁。他在当地的一所小学担任教学助理。他通常在早上 7:30 左右到达工作地点做准备，在早上 8:00 开始上课。尽管感觉有点低落，但他每天都准时上班。他倾向于周末宅家睡懒觉。他发现锻炼对于健康十分重要，所以他每天都锻炼。他工作日下班后去健身房健身，周末在家练举重。他锻炼后总是很饿，所以总是一到家就吃晚餐。他还发现，他通常在晚上有更多精力，他喜欢熬夜看视频、打游戏。下表为迦勒过去一周的 SRM。

表6 迦勒的SRM

活动	目标时间	周日时间	周一时间	周二时间	周三时间	周四时间	周五时间	周六时间
起床	早上7:30	上午11:00	早上6:17	早上6:10	早上6:45	早上6:05	早上6:05	上午10:15
第一次与他人互动		中午12:00	早上7:30	早上7:30	早上7:30	早上7:30	早上7:30	上午11:00
开始工作/上学/做志愿服务/做家务		—	早上8:00	早上8:00	早上8:00	早上8:00	早上8:00	—
吃晚餐		晚上7:15	下午6:15	下午6:00	下午6:30	下午6:10	下午6:10	晚上7:00
上床睡觉		凌晨1:30	晚上9:30	晚上11:30	晚上9:30	晚上11:00	凌晨1:30	午夜0:00
锻炼		中午12:00	下午4:30	下午4:30	下午4:45	下午4:15	下午4:30	上午11:00
每日情绪评分（-5到+5） -5=非常低落 +5=非常高涨		1	-2	-1	-2	-1	2	-1
每日精力评分（-5到+5） -5=非常迟钝、疲惫 +5=非常有精力、活跃		2	-2	-2	-2	0	1	-1

根据迦勒的 SRM 回答以下问题

1. 迦勒最规律的活动是：_____。

2. 对于最规律的活动，他本周最早完成的时间是：_____。

3. 对于最规律的活动，他本周最晚完成的时间是：_____。

4. 用第 3 题的答案减去第 2 题的答案，计算迦勒本周完成这项活动的时间误差：_____。

5. 他最不规律的活动是：_____。

6. 对于最不规律的活动，他本周最早完成的时间是：_____。

7. 对于最不规律的活动，他本周最晚完成的时间是：_____。

8. 用第 7 题的答案减去第 6 题的答案，计算迦勒本周完成这项活动的时间误差：_____。

9. 他的最低情绪评分是：_____，在周_____。

10. 他的最低精力评分是：_____，在周_____。

11. 他的最高情绪评分是：_____，在周_____。

12. 他的最高精力评分是：_____，在周_____。

13. 我注意到迦勒的 SRM 中，日常活动与情绪、精力评分之间的关系是：

_____

以下是迦勒分析 SRM 时的一些显著发现：

◎迦勒的起床时间在工作日是一致的（周一至周五在 40 分钟范围内），因为他需要上班，但在周末是不一致的（周六上午 10:15 和周日上午 11:00）。工作日和周末时间表的不匹配是很常见的。然而，由于迦勒在周六和周日睡懒觉，周一早上就受到了影响。周一、周二和周三早上，当闹钟响起时，他起床非常困难。周三，他上班几乎迟到了（早上6:45起床），因为他非常疲倦。他的情绪也受到了影响，由于他试图在一周开始时赶上时间表，他的情绪评分在一周开始时更糟。

◎他的就寝时间非常不稳定，从晚上9:30到凌晨1:30不等。作为一个夜猫子，除非筋疲力尽，否则他总是熬夜。例如，周五晚上他去了一家酒吧，喝了很多，为此他很后悔。那天他直到凌晨1:30才睡觉，这导致他周六睡到很晚（直到上午10:15才起来）。到了周日，他完全脱离了工作日的时间表。

练习4.3　分析我的SRM

你已经使用迦勒的示例练习了分析SRM，现在请尝试分析你自己的SRM（如果你已完成了填写）。你要特别注意你日常活动的规律性以及时间表的规律性与你的情绪和精力评分之间的关系。理想情况下，你每天都会在同一时间进行同一活动，时间差控制在45分钟以内。你要知道，日常活动越规律越好，因此，误差在1小时内比在4小时内要好。

1. 我最规律的活动是：＿＿＿＿＿＿＿＿＿＿＿＿＿＿＿＿＿。

2. 对于我最规律的活动，我本周最早完成的时间是：＿＿＿＿＿＿＿＿。

3. 对于我最规律的活动，我本周最晚完成的时间是：＿＿＿＿＿＿＿＿。

4. 用第3题的答案减去第2题的答案，计算本周我完成这项活动的时间误差：＿＿＿＿＿＿＿＿＿＿＿＿＿＿＿＿＿＿＿＿＿＿＿＿＿＿＿＿＿＿＿。

5. 我最不规律的活动是：＿＿＿＿＿＿＿＿＿＿＿＿＿＿＿＿＿＿。

6. 对于我最不规律的活动，我本周最早完成的时间是：_____。

7. 对于我最不规律的活动，我本周最晚完成的时间是：_____。

8. 用第7题的答案减去第6题的答案，计算本周我完成这项活动的时间误差：_____。

9. 我的最低情绪评分是：_____，在周_____。

10. 我的最低精力评分是：_____，在周_____。

11. 我的最高情绪评分是：_____，在周_____。

12. 我的最高精力评分是：_____，在周_____。

13. 记录下你对自己SRM的分析，包括你注意到的SRM中日常活动与情绪、精力评分之间的关系：

_____

_____

_____

总结

在本章中，你学习了识别和解决SRM监测中存在的障碍。你还学习了如何分析SRM以监测你的日常活动与情绪症状之间的关系。

在下一章中，你将学习如何设定SRM目标。设定目标将是稳定节律，从而改善和稳定情绪的重要步骤。在你继续进行SRT时，请确保自己每天完成SRM，以便你能够观察自己的生活模式。

第五章
设定社会节律量表的目标

在本章中,你将学习目标时间的设定,这需要用到你自己的社会节律量表(SRM),因此你需要提前准备好最近填写的SRM。此外,我们还将继续使用第四章中提到的"迦勒的SRM"来练习计算和设定目标时间。

"规律"的真正含义是什么?

在本书中,我们对规律的节律进行了大量讨论。但我们所说的"规律"究竟是什么意思呢?调查研究表明,如果一项活动每天都规律地发生在45分钟时间窗口内,这一活动就被SRM界定为"规律的"(Monk et al., 1990)。这意味着,如果你每天在45分钟时间窗口内进行某项活动,那么就可以认为这项活动是规律的(下面将详细介绍如何设定目标时间)。社区研究表明,大多数人每周有一半的时间(3~4天)进行规律的日常活动,即这些活动能在他们的常规时间或目标时间的45分钟时间窗口内完成(Monk et al., 2002)。而相比之下,双相情感障碍患者平均一周只有2~3天的日常活动是规律的。因此,在接受SRT之前,双相情感障碍患者平均拥有的规律活动少于非双相情感障碍个体。而在接受了SRT后,双相情感障碍患者每周的规律活动时间可增至

5~6天。尽管治疗的目标是一周内每天都能在固定时间进行活动，但即使是每周只有5~6天的规律活动，也与更好的心境预后相关（2年内情绪再次发作的风险降低）（Frank et al., 2005）。研究显示，日常作息越规律，双相情感障碍症状越轻，再次情绪发作的风险也越低（Sabet et al., 2021）。

这对你来说意味着什么呢？你的目标是尽量在每周大多数日子里，在目标时间的45分钟时间窗口内完成SRM上的大多数活动。这是一种非常规律的日常作息！我们称之为"超常节律"，即比普通人的日常作息更加规律。

什么是超常节律？

超常意味着"高于"或者"超过"正常。如果你患有双相情感障碍，那么你应该尽力保持超常节律，因为这将有助于你稳定情绪。在现实生活中，这意味着你的日常作息要比没有双相情感障碍的人更加规律。

假设你的朋友们没有双相情感障碍，他们也许周六晚上在外面玩到很晚，周日晚上又难以入睡，但即使他们在周日晚上睡得比平时少，他们往往也能在周一恢复过来。他们在周一可能会感到有些疲倦，但很快会回归正常的作息规律，并且保持情绪稳定。然而，对患有双相情感障碍的你而言，周末的作息被打破可能会对你周一早晨的状态造成很大影响。在周一，你不但会犯困，情绪也可能会受到影响。你可能没有足够的精力准备晚餐，而这会进一步扰乱你的昼夜节律。到周二早晨，你可能非但没有恢复，反而感觉更加情绪低落、精力不济。连续好几天的情绪低落可能会导致你抑郁发作。因此，对患有双相情感障碍的你来说，从中断的规律作息中恢复过来是很困难的。

让我们用糖尿病来做一下类比，以助你进一步理解。我们中有些人生来就具有糖尿病的遗传易感性，有些人则有双相情感障碍的遗传易感性，而有些人甚至二者兼有。患上糖尿病和双相情感障碍并不是任何人的过错——但我们可以通过改变自己的行为来帮助自己更好地生活。如果你有糖尿病，你就必须特别注意控制糖分摄入量。为了防止血糖水平升高，你要比没有患糖尿病的人摄入更少的含糖食物，因为含糖食物会导致你的血糖飙升，这会让你感到疲倦和恶心。那么如果你患有糖尿病，保持超健康的（超常规的）饮食习惯将会让你获益颇多。同样，对于双相情感障碍患者而言，超健康的规律作息也是如此。因为你的生物钟比没有患双相情感障碍的人更敏感，所以打破规律作息会更严重地扰乱你的生物钟，带给你更糟糕的感觉。相反，如果你保持非常规律的作息——甚至比没有患双相情感障碍的人更加规律——那么你可能会比他们感觉更好。

糖尿病患者必须减少糖分摄入才能保持健康，但即使是没有患糖尿病的人，也能通过少吃含糖食物来保持健康。同样，保持超常节律对没有患双相情感障碍的人来说，一定程度上也是有益的。如果你和没有患双相情感障碍的人一起生活，他们可能也会希望加入你的计划，和你一同追求规律的作息，这既是对你的支持，也是因为规律的作息对每个人都是有好处的（Maury et al., 2010），尤其是对于那些患癌症（Roenneberg et al., 2002）、胃肠道疾病（Bishehsari et al., 2016）、肥胖（Johnston et al., 2016）、人类免疫缺陷病毒（Meng et al., 2023）和心脏病（Portaluppi et al., 2012）的高危人群。如果考虑到所有受这些疾病影响的人群，那么我们有理由说，不仅仅是双相情感障碍患者，绝大多数人都会从规律的作息中受益。

当我们提到将你的生活超常节律地控制起来时，你会想到什么呢？你是喜欢规律生活，还是讨厌被固定的作息时间表所束缚？你认为在建立超常节律时会遇到哪些阻碍？又可能有哪些好处？请在此写下你的想法：

下面展示的是一个患者带着忐忑的心情开始接受 SRT 的例子。在阅读安吉莉娜的治疗心路历程时，你可以观察一下你自己的反应与她的是否一样。

当安吉莉娜开始接受 SRT 时，她担心自己无法养成超常节律。她心想："我喜欢在周末睡懒觉。我所有朋友在周六和周日都可以睡懒觉，为什么我不能呢？我不可能每天都在同一时间起床。"比起事事可预测，她更喜欢随性的感觉，遵循一个固定的作息时间表对她来说是件很难受的事。但因为情绪低落，她愿意尝试一下更规律的作息，来看看自己是否会感觉好一些。尽管一开始她很抵触每天（包括周末）在固定时间起床，但还是决定勉强尝试一下。她心想："如果这个方法不管用，那我就恢复以前的作息。"让她惊喜的是，坚持 2 周每天几乎在同一时间起床后，她的情绪开始好转。她意识到，超常节律能让她感觉更好。安吉莉娜甚至说服了她的室友和她一起规律作息。尽管她的室友并没有双相情感障碍，但她们都觉得规律的作息让她们感觉更好了。

你与安吉莉娜一样吗？你是否对改变自己的日常生活习惯感到没有把握？如果是的话，也没关系，并不是只有你这样。很多人在尝试建立更规律的作息时都会感到焦虑。记住以下几点，可能会对你有所帮助：

1. 从做一些微小的改变开始。
2. 如果不喜欢这些改变，你随时可以停止。

3. 如果不尝试，你永远不知道它是否对你有帮助。

4. 感到迟疑、不确定也没关系，请允许自己对改变日常生活感到不确定，同时请继续阅读，了解它可能带来的更多益处。

设定目标时间

下面我们要学习根据当前SRM来为每个SRM日常活动设定目标时间的计算方法。你需要计算平均时间，也就是说，把一个序列中的所有数字加起来，然后除以你的总项目数量。（数学警告！）实际操作起来其实并没有听起来的那么复杂，但如果做数学题对你来说压力很大，你也可以跳过这些计算，直接估算一个你每天完成每项活动的平均时间。前一种方法会更精确，但后者也是可以的。

要计算目标时间，首先需要计算过去1~2周内每项日常活动的平均时间，再进行四舍五入，计算得到的结果就是进行每项活动的节律中间时点。为方便计算，你需要将小时/分钟转换为数字。例如，将8:30变为8.5，8:45变为8.75。如果你上周的起床时间分别是7:30、7:00、9:30、9:45、7:30、10:00和11:15，那么你的目标时间就是上午9:00〔（7.5＋7＋9.5＋9.75＋7.5＋10＋11.25）÷7＝8.9〕。计算时，你可以将8.9四舍五入为9，得出上午9:00。

这种算法在所有时间都是上午或者所有时间都是下午时是可行的。但如果有的时间是上午，有的时间是下午，则必须将下午的时间转换为24小时制，即在12小时制时间的基础上加上12。例如，在24小时制中，上午10:00就是10:00，但下午1:00是13:00，下午2:00是14:00，以此类推。因此，如果你的锻炼时间分别是上午10:00、上午11:00、下午5:00、下午4:00和下午4:30，需要使用24小时制进行计算，然后除以你的活动次数［（10＋11＋17＋16＋16.5）÷5＝14.1］，四舍五入后得出下午2:00。而如果你在凌晨才睡觉，则需要加上24，因为时间已来到了第二天。

练习5.1　计算活动平均时间

在这个练习中，我们将重温第四章中"迦勒的SRM"，并据此计算每项活动的平均时间，并在接下来的练习中为迦勒设定目标时间。

计算平均时间时，可将时间四舍五入为15分钟的整倍数。当迦勒的起床时间是上午6:17时，则需四舍五入至6:15（计算时表示为6.25）；起床时间是上午6:05时，则四舍五入至6:00。下面以迦勒的起床时间为例。

起床：
（11＋6.25＋6.25＋6.75＋6＋6＋10.25）÷7＝上午7:30

第一次与他人互动：
（___＋___＋___＋___＋___＋___＋___）÷7＝___

开始工作/上学/做志愿服务/做家务（迦勒本周做了5天这项活动）：
（___＋___＋___＋___＋___）÷5＝___

吃晚餐：
（___＋___＋___＋___＋___＋___＋___）÷7＝___

上床睡觉：
（___＋___＋___＋___＋___＋___＋___）÷7＝___

锻炼：
（___＋___＋___＋___＋___＋___＋___）÷7＝___

表7 迦勒的 SRM（设定目标时间）

活动	目标时间	周日 时间	周一 时间	周二 时间	周三 时间	周四 时间	周五 时间	周六 时间
起床		早上 7:30	上午 11:00	早上 6:17	早上 6:10	早上 6:45	早上 6:05	早上 6:05	上午 10:15
第一次与他人互动			中午 12:00	早上 7:30	早上 7:30	早上 7:30	早上 7:30	早上 7:30	上午 11:00
开始工作/上学/做志愿服务/做家务			—	早上 8:00	早上 8:00	早上 8:00	早上 8:00	早上 8:00	—
吃晚餐		晚上 7:15	下午 6:15	下午 6:00	下午 6:30	下午 6:10	下午 6:10	晚上 7:00
上床睡觉		凌晨 1:30	晚上 9:30	晚上 11:30	晚上 9:30	晚上 11:00	凌晨 1:30	午夜 0:00
锻炼		中午 12:00	下午 4:30	下午 4:30	下午 4:45	下午 4:15	下午 4:30	上午 11:00
每日情绪评分（-5到+5） -5＝非常低落 +5＝非常高涨		1	-2	-1	-2	-1	2	-1
每日精力评分（-5到+5） -5＝非常迟钝、疲惫 +5＝非常有精力、活跃		2	-2	-2	-2	0	1	-1

请将你计算的迦勒的平均活动时间与下面的答案进行核对。

起床：早上7:30

与他人第一次互动：早上8:45

开始工作/上学/做志愿服务/做家务：早上8:00（这一周他只进行了5次该活动，所以除以5）

吃晚餐：下午6:30

上床睡觉：晚上11:30（记得要转换为24小时制再计算）

锻炼：下午3:00（记得要转换为24小时制再计算）

练习5.2　计算你的SRM平均时间

在计算完迦勒的SRM平均时间后，请使用过去7天你所填写的SRM来计算自己进行每项活动的平均时间。若某项活动有超过3天但少于7天的记录，则纳入进行活动这几天的数据，然后除以进行该活动的次数；若某项活动只进行了3天或更少时间，则计算时略过该活动。如果某项活动在上午和下午都进行过，不要忘记将时间转换为24小时制。

起床：

(＿＿＋＿＿＋＿＿＋＿＿＋＿＿＋＿＿＋＿＿)÷7＝＿＿

第一次与他人互动：

(＿＿＋＿＿＋＿＿＋＿＿＋＿＿＋＿＿＋＿＿)÷7＝＿＿

开始工作/上学/做志愿服务/做家务：

(＿＿＋＿＿＋＿＿＋＿＿＋＿＿＋＿＿＋＿＿)÷7＝＿＿

吃晚餐：

(＿＿＋＿＿＋＿＿＋＿＿＋＿＿＋＿＿＋＿＿)÷7＝＿＿

上床睡觉：

(___ + ___ + ___ + ___ + ___ + ___ + ___) ÷ 7 = ___

___ :

(___ + ___ + ___ + ___ + ___ + ___ + ___) ÷ 7 = ___

___ :

(___ + ___ + ___ + ___ + ___ + ___ + ___) ÷ 7 = ___

下一周的SRM目标

一般来说，最好使用计算得出的SRM平均时间或者节律的中间时点作为每项活动的目标时间，因为这最符合你当前生物钟的设定。如果在你的节律中，吃晚餐的平均时间是下午6:30，那么你很可能会在这个时间感到饥饿（请注意，如果你的晚餐时间波动很大，情况可能就有所不同）。你可能想要改变自己的生物钟（例如，将起床时间从上午9:00改为早上7:00），但最好循序渐进地进行改变，每周调整的时间跨度不超过30分钟。还要避免突然的作息改变，应该让你的生物钟逐渐适应新的作息时间。请从现有的生活习惯出发，而不是一开始就给自己强加一个全新的或者"完美"的日程时间表，这样能避免让你的身体感受到巨大的生物钟变化。如果突然做出太多改变，你可能会体会到类似倒时差的感觉，这会进一步破坏你的情绪。同样，从心理学的角度来说，从小的改变开始也会更加容易，因为改变本身就是件很困难的事！

根据现实生活调整目标时间

有时你的节律中间时点并不是一个可行的SRM目标时间，因为它可能正好处在一些不合适的时段，例如你正在上课或工作。如果是这种情况，那么你就需要在时间安排上做出一些实际的调整，设置一个与你的日程安排相适应的目标时间。同时，你还需要认识到，在习惯新的时间安排前，你可能会在调整期间感觉有些"不对劲"。例如，如果你"开始工作"的平均时间不是现实生活中需要开始工作的时间，那么就必须调整你的目标时间来适应工作安排。

在为每项活动设定你的SRM目标时间时，请牢记以下原则：

◎在改变活动时间之前，尝试有规律的安排。你最初的目标应该是通过每天（包括周末）在相同的时间开展活动来重置你的生物钟。一旦你开始规律活动，你就可以开始逐步改变目标时间了（在第六章中，我们会进行更多关于如何调整目标时间的讨论）。

◎以你的SRM平均时间或昼夜节律的中间时点为目标，但如果无法做到，也可以根据需要做出调整。

◎每周目标时间的改变不要超过30分钟。突然的变化可能会让你的生物钟紊乱，使你出现类似倒时差的症状。

在回顾SRM平均时间时，迦勒注意到有些节律的中间时点落在了不太合适的时间段。例如，工作日早上7:30起床对他来说是不可行的，因为他必须在7:30前上班。然而这也解释了为什么他早晨醒来总是觉得非常疲惫（即在早上6:15时，他的生物钟觉得该继续睡觉，但闹钟却说该起床了）。他意识到，必须将6:15设定为他的目标起床时间——这意味着在周末时他也需要更早起床，以避免周一早上出现倒时差一样的生物钟紊乱。他的工作开始时间、吃晚餐时间和上床睡觉时间都比较合适，但由于工作安排，他的平均锻炼时间（下午

3:00）是不可能每天达到的。因此，他决定将锻炼时间设定为下午4:30，但这意味着他要在周末的晚些时候锻炼。他认为晚上11:30上床对他来说有点儿晚，但他决定暂时把它作为自己的目标睡觉时间，以避免太多的生物钟变化。

我该如何决定关注哪项活动？

随着时间的推移，你将达成在尽可能多的天数（每周至少5~6天）的45分钟目标时间窗口内完成大部分活动这一目标。开始时，请在你的SRM上记录下所有活动的目标时间，这样你才能更加清楚你的终极目标。不过，立即彻底改变整个日程既不现实，也不健康。我们建议你设定一个小目标，每周只改变一项活动。例如，你可以先从起床时间开始记录，并使其稳定，当这个活动时间稳定下来后，再转向第一次与他人互动的时间。进展顺利后，再改变你开始工作或学习的时间。你可以先不控制晚餐时间和睡觉时间，但你可能会发现，随着其他活动的落实，这两项活动自然也会变得规律。

从你觉得可行的活动开始吧。与其关注那些最不规律的活动，不如从你认为你可以在一周内坚持的活动开始。另外，不要把这当成一个重大决定！只要想着"我先试一周，看看感觉怎么样"就可以了。请带着好奇心，而不是刻板的预期去设定目标。无论结果如何，你都会对自己、对日常作息、对情绪有更多的了解。

练习5.3　设定你的SRM目标时间

让我们从设定目标时间开始！先计算出SRM的平均时间（如果数学计算对你来说太过复杂，也可以使用估算的平均时间），再根据现实情况对你的日程安排进行调整，最终确定SRM中5项活动的目标时间（如果你还纳入了另外2项个人活动，则总共设定7项活动的目标时间）。将这些目标时间视作接下来几周的基准和努力方向。第一周，你只需要专注于一个目标。你希望从哪项活动开始呢？在选择第一个目标时，你可以考虑哪个目标是最可行的、最重要的，或者回想你曾经有过的成功经历，从而选择一个最容易实现的。你也可以随机选择一个目标。如果没有特别偏好的话，可以从调整起床时间开始。在下面的空白处，写下SRM活动的目标时间，并圈出你计划在本周重点开展的那一项活动。目标是在尽可能多的日子里，在45分钟目标时间窗口内完成这项活动。

起床：＿＿＿＿＿＿＿＿＿＿＿＿＿＿＿＿＿＿＿＿＿＿＿＿＿＿＿＿＿

第一次与他人互动：＿＿＿＿＿＿＿＿＿＿＿＿＿＿＿＿＿＿＿＿＿＿

开始工作/上学/做志愿服务/做家务：＿＿＿＿＿＿＿＿＿＿＿＿＿＿

吃晚餐：＿＿＿＿＿＿＿＿＿＿＿＿＿＿＿＿＿＿＿＿＿＿＿＿＿＿＿

上床睡觉：＿＿＿＿＿＿＿＿＿＿＿＿＿＿＿＿＿＿＿＿＿＿＿＿＿＿

其他：＿＿＿＿＿＿＿＿＿＿＿＿＿＿＿＿＿＿＿＿＿＿＿＿＿＿＿＿＿

其他：＿＿＿＿＿＿＿＿＿＿＿＿＿＿＿＿＿＿＿＿＿＿＿＿＿＿＿＿＿

确定好这一周的SRM目标时间后，将它们填到你的SRM表上。这些SRM目标时间将指导你调整接下来一周的社会节律。

设定"其他"目标

在你的SRM表上,有2项自定义活动的空格,这样你就可以加入那些对你来说重要且几乎每天都要进行的活动,个性化定制你的SRM表了。当然,你可以添加内容,也可以不添加内容。但如果你要在"其他"栏中添加活动,请确保这是你几乎每天都会做的事情。你应像对待SRM的5项核心活动一样,为你所添加的活动计算出目标时间。

实现目标

现在你已经设定好自己的SRM目标,并选定了接下来一周要专注的目标活动,你要开始考虑为自己所选择的活动做出改变,以实现该活动的规律性了(在45分钟时间窗口内)。为了实现这一目标,你要在生活中改变什么?你要如何提醒自己坚持新的作息时间?下面是一些可以帮助你实现目标的策略:

◎每天早上醒来和每晚睡觉前检查你的SRM。瞥一眼,你就会想起你每天的目标。

◎将你的目标写下来,放在你可以看见的地方,比如保存在手机里或写成便签贴在浴室镜子上。确保你会经常看到它,以此提醒自己。

◎在手机里设置每日闹钟,提醒你何时应该开始某项特定的活动。

◎让朋友或家人提醒你完成目标。

◎请记住,本周内你只需要专注于一项活动。你可以查看其他活动和对应的目标时间,但不必去实现它们。

每项SRM活动的具体改变策略

当你选定某项活动作为本周的重点目标后，你可以参考以下关于每项活动的具体建议。你可以先收藏这一部分内容，之后在每周逐渐增加SRM活动目标时再回来查看。提醒一下，不要尝试一次性完成所有改变!

◎起床时间：从昼夜节律的角度来看，这是一天中最重要的活动，它是所有其他日常活动的基础。如果你不确定从哪项活动开始调整改变，那就可以从"起床"开始。对很多人来说，在周末坚持同样的起床时间是很难的，然而，为了稳定你的生物钟，坚持同一时间起床是很重要的。如果无法做到在完全相同的时间起来，那就尽量缩减工作日起床时间和周末起床时间的差距（例如相差1小时而不是3小时）。你可以设置多个闹钟（参见第八章关于起床的更多建议）。

◎第一次与他人互动：选择一个固定的时间与人面对面交流。如果在每天同一时间和他人联系对你来说有困难，你可以试着和社交网络中的某个人联系一下。有没有人会对你每天定时开展社交互动的"原因"表示同情？你希望与谁更多地相处？你可以邀请谁早上一起喝咖啡，或者下午一起散步，或者共进晚餐？虽然社交媒体可能会让你感觉与他人有联系，但面对面的交流对我们的生物钟更为重要。早在智能手机和电脑出现之前，我们的身体就已经被"程序化"，所以我们还不清楚体内的激素是否会对互联网交流做出反应。尽量找一个固定的时间与人面对面交流吧!

◎每天在同一时间开始某项活动：找到每天要做的事情是很重要的，在你不工作或不上学时，这件事会更具有挑战性。尽管你的长期目标可能是重返学校、回归工作岗位，或者找一份志愿者工作，但你需要先每天安排一项"临时"的活动，比如与朋友见面、散步、提前购买电影票（这样的话你就会下定决心去观看）、花钱在健身房和教练一起训练（同理，这样你就会觉得自己必须去健身）。互联网是一个很好的活动创意来源。周末的活动安排也很重要。或许你已经安排好工作日的活动，但周末没有安排。那你就需要确保周末也安排了活动，否则你的生物钟会在周末慢下来，到周一早上，你就会感觉"不舒服"。

◎每天在固定的时间吃晚餐：固定晚餐时间有助于你设定睡眠时间，帮助你调整夜间的生物钟。晚餐可以是简便快捷的，不必费心准备丰盛的大餐，吃一些简单的、清淡的、方便准备的食物就可以。重点在于每天在同一时间吃东西（随便什么都可以），包括周末也一样。你可以计划与朋友一起简单吃点儿，或者一起准备饭菜。设置一个手机闹钟来提醒你开始准备晚餐或许可以帮助你坚持在周六和周日进行这项活动。

◎上床睡觉：每天晚上定时上床睡觉有助于稳定你的生物钟。下面是一些有助于你固定上床睡觉时间的小建议：设定一个"放松"仪式（如泡个热水澡），睡前1小时关闭电脑、电视和灯，午后避免摄入咖啡因，确保你的卧室保持黑暗、安静和舒适的状态等（更多详细的内容请参见第八章）。因为起床时间决定了你的睡觉时间，所以通常先调整起床时间会更好，也更容易。先固定起床时间，之后再逐步调整睡觉时间。

练习 5.4　实现 SRM 目标过程中的障碍与解决办法

就像开始锻炼、戒烟或减肥一样，即使知道这样做对健康有益，但大多数人都难以改变自己的行为。常见的情况是一拖再拖（"我下周再开始节食"）、情绪崩溃（"我不可能每天去健身房，所以为什么还要尝试呢"）或找借口（"我其实并不需要戒烟，因为我周围的人都吸烟"）等。在我们开始尝试改变日常作息时也是如此——拖延和回避非常常见。朝着 SRM 目标迈进时感到犹豫不决是很正常的，所以我们需要在开始之前准备一些解决办法。在努力实现目标时间的过程中可能会遇到哪些障碍？如何解决这些影响你改变的潜在障碍呢？

下面是实现 SRM 目标的常见障碍列表。请选择所有适用于你的选项，进行头脑风暴，并在横线处写下可以克服这些阻碍的办法。如果你暂时想不到任何解决办法，也不必担心，因为我们在练习的最后会提供一些建议，后面的章节也会有额外的建议。

☐ 我的目标时间不切实际：_____

_____

☐ 我不负责准备晚餐，所以我无法掌控晚餐时间：_____

☐ 我的起床目标时间比节律中间时点早 1 小时，我从未实现过这个目标：____

☐ 我似乎无法在目标时间的 45 分钟时间窗口内完成目标活动：_____

_____

_____

☐ 这些目标让我不堪重负：＿＿＿＿＿＿＿＿＿＿＿＿＿＿＿＿
＿＿＿＿＿＿＿＿＿＿＿＿＿＿＿＿＿＿＿＿＿＿＿＿＿＿＿＿
☐ 我做得很好，实现SRM目标没有任何问题。

下面是帮助你实现目标时间的一些建议。在你觉得对你可能有帮助的选项前打钩。

☐ 寻求社会支持。当你有朋友帮忙时，会更容易实现目标。如果你的目标是每天在同一时间锻炼，那么就可以和有相同目标的朋友结成锻炼伙伴，约好每天在同一时间一起散步或上健身课。你也可以和朋友约个固定的时间吃晚餐。

☐ 找一个SRM教练。在我们对另一个人负责时，我们的行为改变会更为有效（Mohr et al.,2011）。找一个可以每天与你分享目标和进展的人。你的SRM教练可以是朋友、家人或治疗师。

☐ 以零食代替晚餐。如果准备晚餐比较困难，或如果你需要他人做饭，而自己无法掌控用餐时间，那你可以试着每天在同一时间吃一顿小餐或吃点儿零食。即便只吃一点儿东西，这也会向你的肠道生物钟发出重要信号。

☐ 拆解目标。如果你的最终目标是将你的起床时间提前至昼夜节律中间时点的前1小时，那就从早起30分钟开始，循序渐进。如果这对你来说仍然太困难，就先尝试早起15分钟或5分钟。

☐ 设定简单目标。先尝试坚持几天规律的作息，而不是想着要坚持整整1周，看看你会有什么收获。

☐ 查看你的每日情绪和精力评分，看看你所做的改变是否对你的症状缓解有帮助。

☐ 不要局限于45分钟的时间窗口。如果将活动时间控制在45分钟时间窗口内太困难，或者你的目标看起来不现实，那就把时间窗口扩大到60分钟或90分钟。先从一个可行的目标开始，随着你越来越熟练地运用这种方法，你可以逐渐缩小浮动范围。

☐ 给自己一个休息的机会。当你情绪低落时，完成任务就更难了。精力下降和动力不足都是抑郁发作的表现。休息一下，尽管你需要花更长时间才能达成目标，但你最后一定是可以做到的。

☐ 奖励自己。如果你能够坚持连续2天在目标时间完成活动，那么你可以享受一些愉快的事情，比如看一部电影或者泡个澡放松一下。如果你可以连续坚持5天，那么你可以与朋友一起喝杯咖啡，或者在社交媒体上分享你的胜利。

☐ 试想自己在SRM目标实践过程中遇到障碍，尝试列出2种方法来解决：

1. 我会_____。
2. 我会_____。

目标时间的实践是场马拉松，而不是短道冲刺

保持作息规律是需要时间的。你应该每周集中精力去实现一个目标，下周再完成另一个。渐渐地，你的作息时间就会与目标时间保持一致了。你也可以逐渐调整你的目标。例如，如果大多数时间你都能在上午10:00起床，但你想要再早一些起床，那么也可以将目标时间每周向前调整30分钟。在随着时间的推移不断调整你的SRM目标时，你就不必再计算每周活动的平均时间了，只需逐步调整目标时间来适应你的社会节律即可。我们将在下一章中讨论如何设定长期的社会节律目标。

总结

在本章中，你学习了如何计算社会节律的中间时点并设定SRM的目标时

间。现在你已经掌握了一些可以改变作息、提高社会节律规律性的工具和方法。然而，有一点需要牢记——改变不是一蹴而就的。你不应该期望自己马上达到所有目标。采用循序渐进的方式来改变作息（一次只专注于一项活动）更现实，也更健康。实现了一个目标后再迈向下一个吧！

在下一章中，你将学习如何设定更多的社会节律目标。你将开始为实现更大的社会节律目标而努力，比如找一份上班时间更有规律的工作，或者在你的日程中加入规律的锻炼。这些目标可帮助你进一步稳定自己的社会节律，继而改善情绪状态。

第六章

设定社会节律目标

在本章中，你将以本书前面的练习为基础，了解社会节律紊乱的常见模式，然后学习利用SRM去发现它们。你将先通过别人的SRM学习社会节律紊乱的模式（见下文"拉冯妮的SRM"），然后从自己的SRM中寻找社会节律紊乱的模式。你可以为自己设定一些短期和长期的社会节律目标。找到社会节律紊乱的地方并了解解决方法能帮助你更好地稳定社会节律和情绪。

社会节律量表回顾

在深入了解自己的社会节律模式前，请花1分钟回顾一下你过去一周的社会节律量表。你有注意到你上周日常生活的规律性跟你的情绪和精力评分有什么关系吗？你能否记录自己的日常活动、情绪和精力？如果不能，你遇到了哪些障碍？你能想到应对这些障碍的方法吗？（提示：可以回看第五章，寻找一些能帮助你完成SRM的方法。）

实现第一个社会节律目标的过程是怎样的？你实现目标了吗？如果你还没有实现目标，那么本周你可以采取什么策略来实现目标？如果你已经实现了第一个目标，下一个目标是什么？

将目标建立在先前成功的基础上可能会对实现后续的目标有所帮助。譬如，如果你已经做到每天在同一个时段内（前后时间差不超过45分钟）起床，那么你可以把起床目标时间再提前30分钟。或者，也许你已经准备好了在一周中的每天（而非5~6天）同一时间开始一项活动。社会节律目标的设定是个性化的，没有对错之分。接下来，请写下你对过去一周社会节律的反思，并设定下周的社会节律目标：

_____

_____

_____

_____

_____

常见的社会节律紊乱模式

在设定SRM的目标时，我们通常一次只专注于一项活动。为了促进生活规律和情绪稳定，我们还应关注整体的日程安排。若你已有规律的生活，那么你可以使用SRM来调整和保持生活节律。若你忙于参与各种活动，每天、每周的时间安排都大相径庭，你可能需要调整一些影响生活规律的"大局"因素（例如两份工作、年幼的孩子、有限的社会支持）。没有两个人是完全相同的，也没有两个人的社会节律是完全相同的。如果你患有双相情感障碍，则需要留意一些常见的社会节律紊乱模式：

◎节律不稳定。即每天的作息时间不一致。

◎节律改变。跟其他人相比，你倾向于晚睡晚起。你可能睡得比较晚，早上起床有困难。昼夜节律专家称这种模式为"相位后移"的节律。昼夜节律也可能朝另一个方向转变，就是很早入睡，很早起床，这种模式被称为"相位前移"。后者在双相情感障碍中较少见。

◎节律不一致。在一周内能保持某些节律的一致性，尤其是那些符合社会期望的生活规律（例如起床工作、为家人准备晚餐），但在其他生活方面却很难保持规律，尤其是那些缺乏社交支持的日常活动（例如运动、按时上床睡觉）。

◎社交时差。社交时差是一个术语，用来描述我们身体的自然昼夜节律与我们的社会义务出现偏差的现象（Vetter et al., 2015）。当我们工作日与假日的就寝和起床时间不同时，就会出现社交时差。它会影响你的情绪，让你感到疲劳和烦躁。

◎社会节律量表留白。无规律的日常活动和有限的社交对于抑郁发作患者来说是很常见的。由于没有进行活动和社交，因此 SRM 中会出现留白的情况。

我们将在下文讨论应对不同社会节律紊乱模式的策略。当然，有些双相情感障碍患者的作息非常规律。若你的作息非常规律，情绪和精力也很稳定，那你就是在正确的轨道上，SRM 可以帮助你继续保持规律的生活。

练习 6.1　寻找常见的社会节律紊乱模式

本练习能帮助你发现常见的社会节律紊乱模式。请你先从下面的例子（"拉冯妮的 SRM"）中找出紊乱的节律。然后，再审视你个人的 SRM，看看自己符合哪些社会节律紊乱模式。

第六章 设定社会节律目标

拉冯妮是一名18岁的女大学生,患有双相Ⅱ型障碍。拉冯妮每周都去上课,周末喜欢和朋友们去联谊。她每周一、三、五早上8:30开始上课,周二上午10:30开始上课,周四和周末没有课。她在晚上服用治疗双相情感障碍的药物,并使用SRM来提醒自己吃药。她还记录了自己每天做作业的时间。

表8 拉冯妮的SRM

活动	目标时间	周日 时间	周一 时间	周二 时间	周三 时间	周四 时间	周五 时间	周六 时间
起床		中午12:00	早上8:00	上午10:00	早上8:00	上午10:30	早上8:00	上午11:00
第一次与他人互动		中午12:00	早上8:30	上午10:30	早上8:30	上午11:00	早上8:30	上午11:00
开始工作/上学/做志愿工作/做家务		—	早上8:30	上午10:30	早上8:30	—	早上8:30	—
吃晚餐		—	晚上7:00	下午6:00	下午6:30	晚上8:00	晚上8:00	晚上7:00
上床睡觉		凌晨1:30	晚上11:30	晚上11:30	晚上9:30	晚上11:00	凌晨3:00	凌晨1:30
做作业		晚上8:00	下午2:30	下午2:30	下午4:00	上午11:30	—	—
服药		午夜0:00	晚上11:00	晚上11:00	—	晚上10:30	凌晨2:45	凌晨1:30
每日情绪评分(−5到+5) −5=非常低落 +5=非常高涨		−1	−2	−2	0	−1	2	−1
每日精力评分(−5到+5) −5=非常迟钝、疲惫 +5=非常有精力、活跃		−2	−2	0	−2	−1	1	1

在拉冯妮的 SRM 中，你注意到了以下哪些紊乱的社会节律模式？请选择所有符合情况的选项。参考下面的例子，在打钩项目旁边的空白处写下你的观察结果。

☑ 节律不稳定：*除了晚餐，没有其他有规律的活动。晚餐时段也有两个小时的时间差，时间变化大。*

☐ 节律改变：＿＿＿＿＿＿＿＿＿＿＿＿＿＿＿＿＿＿＿＿＿＿＿＿＿
＿＿＿＿＿＿＿＿＿＿＿＿＿＿＿＿＿＿＿＿＿＿＿＿＿＿＿＿＿＿＿

☐ 节律不一致：＿＿＿＿＿＿＿＿＿＿＿＿＿＿＿＿＿＿＿＿＿＿＿
＿＿＿＿＿＿＿＿＿＿＿＿＿＿＿＿＿＿＿＿＿＿＿＿＿＿＿＿＿＿＿

☐ 社交时差：＿＿＿＿＿＿＿＿＿＿＿＿＿＿＿＿＿＿＿＿＿＿＿＿＿
＿＿＿＿＿＿＿＿＿＿＿＿＿＿＿＿＿＿＿＿＿＿＿＿＿＿＿＿＿＿＿

☐ 社会节律量表留白：＿＿＿＿＿＿＿＿＿＿＿＿＿＿＿＿＿＿＿＿
＿＿＿＿＿＿＿＿＿＿＿＿＿＿＿＿＿＿＿＿＿＿＿＿＿＿＿＿＿＿＿

作为一名大学生，拉冯妮的日常生活有很多不规律的地方。拉冯妮每天起床的时间取决于她什么时候有课。不定时的起床时间为不规律的生活埋下了伏笔。她很难保持规律的生活，包括在固定时间服药（她在周三晚上忘记了服药）。她倾向于"相位后移"的生活，例如晚睡，以及在没有早课时晚起。拉冯妮的日常生活出现了社交时差，她周末和工作日的作息安排差距很大，在睡眠和起床时间方面尤为明显。在没有课的日子里，她的 SRM 中有一些留白。她的情绪和精力受到了这些不规律日常活动的影响。

你经历过以下哪种常见的节律紊乱？请选择所有符合你情况的选项，并写下你的观察结果。

☐ 节律不稳定：_____
_____

☐ 节律改变：_____
_____

☐ 节律不一致：_____
_____

☐ 社交时差：_____
_____

☐ 社会节律量表留白：_____
_____

写下你对自己SRM的观察结果，包括你的SRM模式与情绪、精力之间的关系：

_____
_____
_____
_____
_____

处理不规律社会节律的技巧

如果你的社会节律不规律，你可以通过设立目标来解决这些问题。这可以是你每周的SRM中的目标，也可以是额外的目标。对于不规律的生活模式，你可能需要多方面思考，并对生活做出较大改变。

以下是一些处理常见社会节律紊乱模式的建议：

◎ 节律不稳定。要思考那些令你很难建立规律的社会节律"大局"因素，譬如工作、家庭和社会支持，这些因素是很重要的。练习6.2和6.3将帮助你思考这个问题。在还未能处理使你难以保持规律生活的环境因素前，请保持平静。在这段时间内，你可专注于SRM上某一个可达到的目标（例如与他人互动或做运动），为你的生活增加一些有规律的活动。

◎ 节律改变。在第一章中，我们讨论了昼夜类型。在双相情感障碍患者中，晚睡晚起的猫头鹰型很常见。一般来说，我们尽量不要违背生物规律。如果你是"夜猫子"，最好制订一个有规律但较延迟的时间表。譬如，找一份工作时间从中午到晚上8:00的工作，这可能会使你比违背自己的自然规律去做一份朝九晚五的工作感觉更自在。如果你需要比理想的时间更早起床（例如为了照顾孩子），那你应该更专注于调整起床时间。虽然这种生活节律跟我们的作息类型不一样，但它对我们的昼夜节律影响极大，能帮助我们保持正常生活。然而，生理机能总是会把人的节律推迟。如果你希望保持早起的生活规律，就需特别注意控制起床时间（包括周末）。

◎ 节律不一致。如果你的某些生活习惯比其他生活习惯更有规律，可先专注于巩固有规律的生活习惯。如果你的晚餐时间比较规律，但就寝时间变化很大，那么最好先用几周建立稳定的晚餐时间，然后再改变就寝时间。昼夜节律是相互关联的。规律的晚餐时间会向大脑发出信号，告诉大脑夜晚快要到来了。因此，确保晚餐时间固定能为大脑提供信号，从而帮助你稳定就寝时间。晚餐时间固定后，你可以在第八章中找到更多稳定睡眠时间的策略。

◎ 社交时差。在周末，保持规律的睡眠时间、减少不规律睡眠对其他日常活动的干扰，这对于处理社交时差十分重要。如果你的周末时间表与周围的人不同，你可以找一个好友在周末与你一起坚守时间表，这样可以帮助你消除孤独感。

◎社会节律量表留白。在每周的SRM中出现留白并不罕见。偶尔的留白对实现社会节律目标和稳定情绪的影响不大。但若某项活动常常缺席，就会出现问题。这种形如"瑞士奶酪"的社会节律模式可能反映了个体参与度与社会联系的不足。找出SRM中留白最多的地方，想办法填补空白。若你很久没有跟他人联系，可以列出一份名单，找出一些愿意跟你一起吃饭、喝咖啡或散步的人。若你在人际网络中找不到其他人，可以考虑其他方法，譬如在咖啡店跟咖啡师交流，或给朋友发消息。减少一项的留白后，再实践下一个目标。每周定一个目标，循序渐进地完成。

练习6.2　对生活规律有帮助或有损害的活动

除了上文提及的5个常见的社会节律紊乱模式，生活环境也会影响社会节律的稳定性。你可以提前制订策略，以应对社会节律受影响的情况。如果你需要每天轮班工作，就需要重新考虑你的工作选择，否则很难建立规律的生活。如果你不去上学，也不工作，就很难保持规律的日常生活，除非你增加一项日常活动，如做志愿者或去健身房。后面的练习6.3将鼓励你思考那些有助于或有害于你保持节律的生活因素。而这个练习将帮助你在节律紊乱的生活环境中制订策略，实现有规律的日常生活。

以下是一些会影响生活规律，从而影响情绪的常见社会因素。在下面的表格里，请填写这些情况在你的生活中如何促进生活节律规律（帮助）或导致生活节律紊乱（伤害）。已填写的第一个项目是一个例子。如果以下项目不符合你的情况，你可以填写"不适用"。表格里的空白处可以添加其他活动。请注意，本练习的重点是要了解不同活动对你日常生活的影响，而不是你的喜好。例如，你可能喜欢护理工作，但也会意识到不规律的轮班和加班会影响你的生活规律；或者，你可能会因自己育有4个小孩而感到兴奋，但也要意识到为了照顾他们，你很难每天在固定时间做事。

表9 对生活规律有帮助或有损害的活动

项目	促进生活规律（帮助）	导致生活节律紊乱（伤害）
宠物	无论天气如何，我每天早上7:00起床遛狗，下午5:00吃晚餐前也会遛狗	晚上，我的宠物狗占据了床上的空间，以致我难以入睡，感到疲累
工作		
学校		
孩子		
家长		
伴侣		
朋友		
健康		
居住环境		
财务		

练习 6.3 短期目标和长期目标

当你搞清楚哪些情况会扰乱节律时,你就可以针对这些情况去设定目标,从而实现更有规律的生活。虽然有些情况可能无法立刻改变(例如,小孩子会在未来十几年慢慢长大,但不可能让他们长大的速度更快),但有些情况是可以的(例如,开始锻炼身体,或在工作中协商更有规律的轮班安排)。考虑一下你的优先事项,选择跟你相关的目标,判断你希望在短期(1至3周)还是长期(3个月至1年)内实现目标。例如,设定"每晚按时睡觉"为你的短期目标,而设定"找到一份新工作"为你的长期目标。如果目标不适用,请选择"不适用"。可在表格最后的空白处添加你的个人目标。

表10 短期目标和长期目标

目标	短期	长期	不适用
养一只宠物,帮助我按时起床			
交一些新朋友,这样我每天都能见到人			
健身/定期做运动			
成为志愿者,这样我每天都有需要去的地方			
找一份上班时间固定的新工作			
每晚按时睡觉			
多参加集体活动			
找几个室友,让我有更多的社交联系			
去上学(复学),让我有必须去的地方			
请我的伴侣督促我遵守时间表			

续表

目标	短期	长期	不适用
学习做饭，让我可以每天晚上在固定时间为自己准备晚餐			
请父母帮助我维持规律的生活			
为年迈的父母寻找居家护理服务，让我不必经常离家去照顾他们			

练习6.4　实现短期目标

从练习6.3中选出1~2个你想实现的短期目标，并在这里记录下来：

_____

_____

确定目标后，请思考实现目标的步骤，就像设定SRM目标一样，可以逐步开始。若你的目标是通过宗教活动让你有更多规律的活动和社交，那你可以先从简单的事情做起。譬如先查找资料了解其活动内容（目标一）。然后，你可以邀请朋友陪你一起去参加第一次活动（目标二）。如果进展顺利，你可考虑在下周参加两次活动（目标三）。最后，你可考虑参加定期课程，甚至成为志愿者。以下是一些有助于实现目标的建议：

◎将目标分成小部分。如果你的目标是养一只宠物，可先参观动物救助站，也可短期帮朋友或邻居照顾宠物，再逐步实现你的终极目标。

◎善用社会支持。有伙伴同行会让你更容易实现目标。如果你的目标是定期做运动，那你可以跟拥有共同目标的朋友成为搭档，相约一起去散步或上健身课。

◎奖励进步。当你取得进步时，给自己一个小奖励。譬如，为了达到成为志愿者的目标，你打了几个"令人恐惧"的电话来寻找机会，这时请用一个舒适的活动来奖励自己，如洗个舒服的澡、听一段有趣的播客、散散步。

为了实现短期目标，你将采用哪些策略？请按顺序写下你实现目标的计划，记住要循序渐进地实现目标。

1. _____
2. _____
3. _____

练习6.5　设定长期目标

如果你觉得难以做出改变，那么专注于实现一个短期目标就可以了。如果你渴望继续前进，本练习将引导你设定一个长期目标。如果你认为手头上的事情已经够多了，则完全可以跳过这个练习。

在做出重大生活改变之前，你需要问自己一些关于这个改变的问题，以确保这是你真正想要追求的。你应该思考它对你来说究竟有多重要，权衡实施改变的利弊，并考虑它将如何影响你的日常习惯。以下问题能帮助你思考这些问题。

你想实现的长期目标是什么?
_____

这个目标将如何帮助你改善生活节律,获得更好的心情?
_____
_____

做出这个改变对你来说有多重要? _____
你有多大可能能够做出这个改变? _____
做出改变的好处是什么? _____
_____

做出改变的弊端是什么? _____
_____

为了做出改变,你愿意忍受哪些不适?
_____
_____

你愿意做出这些改变吗?如果愿意,为什么选择此刻做出改变?
_____
_____
_____

若你思考上述问题后,决定努力实现长期目标,并且你已经准备好了,那么练习6.6将帮助你达成目标。若你思考上述问题后,认为这个目标不适合你,那么请暂停一下,回看练习6.2和6.3的清单,看看是否有其他选择。重新做练习,拟定另一个目标。如果有另一个目标适合你,那就太好了,你可以前往练习6.6。但若你现在仍然不确定是否要实现一个长期目标,那就暂时放弃练习6.6,等准备好了再做练习。

练习6.6　实现长期目标

比起短期目标，你更应把长期目标拆分成一个个小目标。下面，请你把长期目标拆分成一系列的小步骤，制订时间表去实现每一步。即将目标具体化，并制订合理的时间表去完成目标。例如，与其说"打电话给一些人"，不如写下"在下周四或之前我会打电话给两名前同事"。下面，我们用一个例子说明如何有条不紊地实现找到新工作的目标。

目标：找到新工作。

1. 在网上查看所选招聘领域的信息。（11月1日）

2. 通过电子邮件与自己感兴趣的公司联系，以确保工作时间像网站上宣传的那样有规律。（11月7日）

3. 修改自己的简历。（11月15日）

4. 发送1份求职申请。（12月1日）

5. 再发送5份求职申请。（12月31日）

6. 如果尚未成功求职，通过电子邮件与2个人联系，寻求更多求职建议。（次年1月15日）

在下面列出你实现长期目标的步骤，记得要注明完成每一个步骤的目标日期。

我的目标：_____

以下是按次序分解的步骤（注明日期）：

1. _____

2. _____

3. _____

4. _____

5. _____

虽然理想很丰满，但有时我们还是无法实现自己设定的目标。在身心不适的情况下，完成任务会更具挑战性。这时，与其感到气馁，不如回到练习6.5，考虑一下这个目标对你目前来说是否仍然重要。如果不重要，就请把它暂时放弃。如果你在实现目标时遇到困难，可以重温练习6.4中的建议，向他人寻求帮助，或奖励已取得进步的自己。当你感到沮丧时，可以将目标设定得非常小。每次完成一个小目标后，都要给自己一个大大的鼓励。查看你的社会节律量表，观察你的情绪有没有随着你为社会节律目标所做出的小改变而产生变化（希望是好的变化）。

总结

在本章中，我们从微观的社会节律（如起床时间）转向宏观的社会节律（如工作和家庭）。你学会了辨别社会节律紊乱模式，思考了当下的生活状况对你的日常节律所产生的影响。除了使用SRM设定SRM目标外，你还确定了短期和长期的社会节律目标。在整个过程中，我们强调要循序渐进地实现目标，不用一下子实现太多。你应该按照自己的节奏来完成这一趟旅程，当你认为准备好了，再增加新的目标。

接下来的两章，我们将重点讨论睡眠问题。在第七章里，你将了解身体如何调节睡眠。在第八章里，你将学会制订改善睡眠的策略。

第七章
有关睡眠，你需要知道的

本章及下章主要探讨睡眠。当你患有双相情感障碍时，你的睡眠-觉醒周期对于健康的保持至关重要。在情绪发作期间，你的睡眠本身就存在问题（通常在抑郁发作时睡得过多，在躁狂发作时睡得过少）。睡眠紊乱本身也是引发新的情绪发作的风险因素。即使在感觉良好时，许多双相情感障碍患者仍然会遇到睡眠问题。相比之下，稳定且高质量的睡眠与情绪的稳定性密切相关。本章将为你讲解睡眠如何在大脑和身体上发挥作用。第八章则专注于讲解为了改善睡眠可以采取的具体措施。

在开始探讨睡眠前，先回顾一下你目前的社会节律稳定性。由于社会节律治疗的技巧是相叠加的，在专注于改善睡眠之前，回顾一下你已经做出的改变会很有帮助。希望你能惊喜地发现自己已经取得了很大的进步。

练习 7.1　评估进度

为了评估你在社会节律治疗中取得的进展，请评定你在多大程度上同意以下陈述。

我的日常作息更加规律了。

非常同意____　同意____　不确定____　不同意____　非常不同意____

我能识别双相情感障碍的症状。

非常同意____　同意____　不确定____　不同意____　非常不同意____

我知道如何评估我的 SRM。

非常同意____　同意____　不确定____　不同意____　非常不同意____

我很乐意用－5到＋5来给自己的情绪评分。

非常同意____　同意____　不确定____　不同意____　非常不同意____

我已成功完成至少一个社会节律目标。

非常同意____　同意____　不确定____　不同意____　非常不同意____

我能够在我的生活中感受到日常节律与情绪之间的联系。

非常同意____　同意____　不确定____　不同意____　非常不同意____

我能在生活中找到稳定社会节律的锚定点。

非常同意____　同意____　不确定____　不同意____　非常不同意____

我能预测并识别生活中干扰社会节律的因素。

非常同意____　同意____　不确定____　不同意____　非常不同意____

在社会节律被打乱后，我可以让生活重回正轨。

非常同意____　同意____　不确定____　不同意____　非常不同意____

我的日常活动非常有规律。

非常同意____　同意____　不确定____　不同意____　非常不同意____

请思考你对上述问题的回答。对于哪些项目，你选择了"非常同意"或"同意"？请在下面记录这些项目：

_____

这些可能是你在社会节律治疗方面取得的很大进步。干得不错！

对于哪些项目，你选择了"不确定"或"不同意"或"非常不同意"？在下面记录这些项目：

_____

第七章 有关睡眠，你需要知道的

这些可能是你仍在努力的部分。你可能还没有完全掌握社会节律治疗的所有要领，这是正常的，你还需要时间！

以下是一些建议，可以帮助你在社会节律治疗中继续取得进展（特别是那些仍然具有挑战性的方面）：

◎ 重新阅读前几章的内容。例如，如果你仍然不确定双相情感障碍的症状，可以尝试重读第二章；如果想回顾自己身体生物钟与情绪之间的联系，可以重读第一章。

◎ 继续阅读本书。后面的章节会提供更多关于社会节律的信息，并提供能帮助你有效管理它们的其他策略。随着阅读的深入，你将逐步掌握社会节律治疗。

◎ 继续关注身体生物钟、日常节律和情绪之间的联系。在日常生活中寻找实例。举个例子，假如本周你加班到很晚，你的晚餐时间会发生什么变化？睡觉时间呢？你的情绪如何？当你成功保持规律作息时，又发生了什么？

◎ 继续完成你的SRM。在你的SRM中寻找线索，特别是节律与情绪之间的联系。当你实现社会节律目标时，应注意观察你的SRM的变化。

要记住，改变是困难的，稳定情绪就像一段旅程，只要你继续努力应对这些挑战，你将在社会节律治疗中不断取得进步！

睡眠与双相情感障碍之间有什么关系？

如果你患有双相情感障碍，你很可能经历过睡眠障碍，如难以入睡、夜间醒来、清晨早醒或过度睡眠。实际上，睡眠紊乱是双相情感障碍情绪发作最常见的症状之一（Harvey, 2008）。有睡眠障碍的双相情感障碍患者比那些没有睡眠问题的患者更容易经历情绪发作，且病情持续时间更长（Murray et al., 2010）。因此，睡眠与双相情感障碍之间存在相互影响——不良的睡眠使你面临新的情绪发作的风险，而情绪发作又使你面临睡眠不良的风险。

为什么人类需要睡眠？

我们一生中有三分之一的时间都在睡眠中度过，但睡眠的根本目的仍不明确。一些科学家认为，睡眠有助于促进神经细胞之间的连接（突触）的生长，另一些科学家则认为睡眠有助于修剪这些连接（Dresler et al., 2014）。最新研究表明，睡眠有助于大脑自我清理，清除毒素和代谢废物（Chong et al., 2022）。无论其主要生理功能是什么，高质量的睡眠都与健康息息相关。而睡眠紊乱则会对行为和身体健康产生负面影响（Soreca et al., 2012）。对大多数成年人来说，高质量的睡眠是指每晚7～9小时相对不间断的睡眠（Liu et al., 2016），其中可以有持续时间少于30分钟的短暂醒来。年幼的儿童和青少年需要比中年人更多的睡眠（Paruthi et al., 2016）；老年人则需要更少的睡眠（Coutrot et al., 2022）。

尽管睡眠对人类功能至关重要，但睡眠问题却十分普遍。睡眠问题包括入睡困难、夜间醒来、清晨早醒和过度睡眠。当睡眠不规律时，你会感到易怒、倦怠、精神恍惚，还会注意力下降、缺乏动力、身体反应变慢（Massar et al., 2019）。睡眠不足或过多不仅会使你容易情绪发作，还会导致心血管疾病、糖尿病、肥胖，甚至某些癌症（Covassin et al., 2016）。我们需要高质量的睡眠来保持健康。

练习 7.2 评估睡眠

下面列出了常见的睡眠问题。请选择与你相符的睡眠问题（在所有适用项前打钩），并在后面的空白处注明你是否在抑郁、躁狂或轻躁狂，以及情绪稳定时经历过这些问题。你可能在多种情绪状态下都出现过这些睡眠问题。

- □ 入睡困难　　　　　　　　　　　　　　　　　＿＿＿＿＿＿＿＿
- □ 难以保持睡眠　　　　　　　　　　　　　　　＿＿＿＿＿＿＿＿
- □ 夜间多次醒来，且每次至少持续 30 分钟　　　＿＿＿＿＿＿＿＿
- □ 很早醒来，比你需要起床的时间早 1 个小时以上　＿＿＿＿＿＿＿＿
- □ 睡眠不足　　　　　　　　　　　　　　　　　＿＿＿＿＿＿＿＿
- □ 睡眠过多　　　　　　　　　　　　　　　　　＿＿＿＿＿＿＿＿
- □ 早晨难以起床　　　　　　　　　　　　　　　＿＿＿＿＿＿＿＿

如果你选择了一个或多个睡眠问题（许多双相情感障碍患者甚至会选择所有选项），请继续阅读。你将在本章后续内容中了解更多关于睡眠问题与双相情感障碍之间关系的内容。在下一章中，你将学习应对这些问题的策略。

睡眠、昼夜节律和双相情感障碍之间的关系是什么？

褪黑素是一种由大脑中的松果体分泌的激素，皮质醇是一种由肾上腺在大脑信号作用下产生的应激激素，它们在调节睡眠方面起着至关重要的作用（Selmaoui et al., 2003）。随着日光减少和黑暗来临，信号从眼睛后部被传送到大脑的主生物钟，也就是视交叉上核（Logan et al., 2016）。视交叉上核中的基因被激活，表达的蛋白质将信息传递到附近的松果体，促使其开始分泌褪黑素

（Skene et al., 2006）。褪黑素被称为"黑暗激素"，其水平在整晚逐渐上升，并在凌晨达到峰值。与此同时，皮质醇（也称为"警觉激素"）水平在夜间下降，并在早晨再次升高（Wilhelm et al., 2007）。在夜晚，褪黑素水平上升和皮质醇水平下降促使我们感到困倦、警觉性下降，它们帮助我们调节睡眠的时机和持续时间，从而促进了更深层、更安稳的睡眠（Claustrat et al., 2005）。

双相情感障碍患者在康复期和疾病期都存在昼夜节律系统的异常（Milhiet et al., 2011）。昼夜节律的紊乱，包括褪黑素和皮质醇分泌的失调，可能会加剧双相情感障碍症状的严重程度（Belvederi Murri et al., 2016）。尽管目前我们尚不清楚双相情感障碍如何导致褪黑素和皮质醇分泌的改变，但目前看来，睡眠变化可能至少部分与这些激素的正常模式受到干扰有关。

什么是睡眠驱力？

睡眠驱力或睡眠压力是指激素和蛋白质一天中在血液积累，从而使你感到困倦的机制（Xie et al., 2013）。当你体内累积了足够多的与睡眠驱力相关的因子时——包括一种叫作"腺苷"的蛋白质（Saper et al., 2005），你就会出现困倦感。如果这些因子的水平过低，你将难以入睡。对大多数人来说，需要14~16小时的时间来积累足够的睡眠驱力，才能入睡。这意味着如果你上午10:00起床，最早也要到午夜左右才会感到困倦。在白天睡觉（即打盹儿）会耗尽你的睡眠驱力，使你晚上入睡更加困难。相比之下，保持清醒16小时后，大多数人会开始打瞌睡，难以抗拒睡意。

随着促进睡眠因素，如褪黑素和腺苷水平的升降，睡眠驱力通过保持睡眠时间的规律性来帮助我们保持稳定。一旦入睡，睡眠驱力在前半夜保持较高水平，但随后开始下降，到了早晨，睡眠驱力的水平很低。这部分解释了为什么在一夜好眠后我们不会立即再入睡，以及在白天保持清醒后，晚上如何再次入睡。但睡眠驱力只是调节睡眠的生物拼图的一部分。

昼夜节律如何影响睡眠？

除了睡眠驱力，昼夜节律在调节睡眠方面也起着重要作用。睡眠研究人员称之为"睡眠的双过程模型"（Borbély, 1982），即昼夜节律控制的因素（如皮质醇分泌）与睡眠驱力共同作用，以确保最佳睡眠。在理想情况下，睡眠驱力和昼夜节律会协调一致，帮助你入睡。例如，在晚上11:00，经过16小时的清醒后，身体已经积累了足够的睡眠驱力，使你感到困倦。此时，身体时钟通过分泌褪黑素并关闭可能干扰睡眠的其他昼夜功能（如排泄、饥饿、专注力）来支持睡眠。相反的情况发生在早上7:00左右，当睡眠驱力耗尽，褪黑素被抑制，人体在白天恢复活跃。由于褪黑素和睡眠驱力的低水平以及警觉因素的高水平，你醒来时会感到神清气爽。

当睡眠驱力和昼夜节律不协调时会发生什么？

当生物钟和睡眠驱力的信号不同步时，睡眠会受到干扰。以下是一些例子：

◎夜间，你的生物钟告诉你："该睡觉了！"褪黑素水平上升，非睡眠相关的昼夜节律功能减弱。但因为你午睡了很长时间或早上起床很晚，睡眠驱力仍然很低。尽管你的生物钟"知道"该睡觉了，但你在床上辗转反侧，因为你还没有足够困倦到能够入睡。你会感到既疲倦，又睡不着。

◎早晨，你的生物钟告诉你："醒来吧！"外面阳光明媚，你的眼睛向大脑传递信号，告诉松果体停止分泌褪黑素。你感到饥饿，并有了去洗手间的冲动。然而，由于前一晚没睡好（因为时差、倒班工作或婴儿哭闹），你已经醒来很长时间，导致睡眠压力增加。所以你感到困倦，但又无法重新入睡，因为你已经很清醒。你既醒着，又不完全清醒。

当大脑从昼夜节律系统和睡眠驱力中接收到紊乱的信号时，睡眠通常会受到干扰，质量变差。即使你筋疲力尽，仍然无法入睡。有时，一个机制会压倒另一个机制。例如，经过整夜的急诊室奔波后，你可能会在白天不自觉入睡——但直到这两个机制协调一致之前，良好的睡眠仍然难以实现。

双相情感障碍与睡眠

正如前面提到的，睡眠和双相情感障碍关系密切。在抑郁发作期间，精力和动力都很弱。通常情况下，人们在抑郁时会过度睡眠。正因如此，即使到了晚上，睡眠驱力依然很弱。所以，尽管你感到疲倦，时钟显示已经是凌晨2:00了，但你在床上辗转反侧，因为睡眠驱力仍然不足。此外，双相情感障碍可能会扰乱你的生物钟，这可能导致另一种情况：尽管你已经积累了大量的睡眠驱力，但你的昼夜节律系统却"告诉"你现在还不是睡觉的时间。这又可能导致入睡困难和难以维持睡眠。当躁狂发作时，你的大脑整晚保持"开启"状态，几乎无法入睡。因此，睡眠问题既是双相情感障碍的表现，也是其诱因。

所有这些经历都可能导致负反馈循环：入睡困难和维持睡眠困难会导致糟糕的睡眠，这又会导致白天小睡和其他可能破坏睡眠驱力的行为。尤其在情绪低落、精力低下时，这些循环几乎令人难以摆脱。如果你在生活中经历过这种反馈循环，下一章提供的建议将对你有所帮助，所以请继续阅读。

第七章 有关睡眠，你需要知道的

练习 7.3 睡眠如何出错？

当你患有双相情感障碍时，睡眠可能会以多种方式出现问题，通常是由昼夜节律和睡眠驱力之间的不协调导致的。下面列出了双相情感障碍中的常见睡眠问题。请选择目前或过去符合你情况的选项。第八章中提供的策略将帮助你找到解决这些问题的方法。

☐ 睡得太早。你感到抑郁和疲惫，在晚上 10:00 就爬上床准备睡觉，但当天你是中午才起床的，你的身体还没有足够的时间积累足够的睡眠驱力。尽管你的精力水平很低，生物钟"告诉"你该睡觉了，但当夜幕降临时，你仍然很清醒。由于你的昼夜节律和睡眠驱力不一致，你可能要到凌晨 2:00 才能入睡，这时距你醒来已经过去 14 小时了。

☐ 紊乱的生物钟。由于你的生物钟敏感，环境时钟变化后（如夏令时到来或倒时差），你的生物钟难以重新调整。你的生物钟可能会"认为"现在只是晚上 9:00，尽管外部时钟显示已经是凌晨 1:00，这使得你难以入睡或难以维持睡眠。当你患有双相情感障碍时，生物钟与外部时钟不匹配的情况很常见，这会导致你睡眠困难。

☐ 白天长时间小睡。如果你患有双相情感障碍，你可能会因为感到抑郁或前一晚睡眠质量差而产生白天长时间小睡的冲动。然而，白天小睡会干扰睡眠驱力的积累，因此当夜间到来时，你可能会发现自己难以入睡或难以维持睡眠。

☐ 每天早晨起床时间不一致。除了光线输入，视交叉上核还依赖来自全身的昼夜节律反馈来决定什么时候睡觉。如果你每天起床的时间不一致，你的生物钟就会对"现在是什么时间"感到困惑，从而削弱大脑中昼夜节律信号的强度或振幅。在昼夜节律性较弱的情况下，你可能会难以入睡或难以维持睡眠。这个问题并不限定于双相情感障碍患者，当你有一个敏感的昼夜节律调节器（视交叉上核）时，这个问题就会更难处理。

解决睡眠问题的第一步是识别和理解它们。通过选择以上部分（或全部）场景，你应该已经开始认识到你的睡眠问题了。下一章我们将帮助你解决这些问题。

行为是否会影响睡眠？

除了睡眠驱力和昼夜节律的错位，行为也会影响睡眠质量。以下列举了一些常见的影响睡眠的行为或活动：

◎饮酒可能会让你感到放松或困倦，但它最终会通过改变睡眠结构来影响睡眠质量，包括降低恢复性（慢波）睡眠的水平，并增加恢复性较差的快速眼动睡眠（rapid eye movement, REM）（Colrain et al., 2014）。酒精也是一种利尿剂，这意味着你会晚上醒来去洗手间。饮酒还会放松你身体的肌肉，包括喉咙和鼻子的肌肉，这会增加打鼾和睡眠不安的可能性。

◎卧室温度会影响睡眠。温度过高的卧室会减少恢复性（慢波）睡眠并促进清醒（Okamoto-Mizuno et al., 2012）。理想的睡眠温度是华氏65度（约18摄氏度）。

◎锻炼对睡眠既有帮助，也有妨碍。白天锻炼有助于改善睡眠（Driver et al., 2000），但在临睡前锻炼可能会干扰睡眠。

◎夜间的光线会加重睡眠问题。所有电子产品的屏幕（手机、平板电脑、电脑、电视)都会发出蓝光,而蓝光波长会使大脑将其与白天联系起来。蓝光会抑制褪黑素的分泌并促进清醒。因此,如果睡前过多地使用屏幕,你的睡眠可能会变得更糟。相反,有证据表明,夜间阻挡蓝光有助于改善睡眠(Schechter et al., 2018),这种方法对患有双相情感障碍的人尤其有效(Hester et al., 2021)。

练习7.4 帮助或损害睡眠

下面列举了一些影响许多人睡眠的活动或物品。哪些活动或物品有助于你的睡眠?哪些则会损害你的睡眠?请判断以下每个活动或物品是否有助于或损害你的睡眠。你可以同时选择"帮助"和"损害"两个选项,也可以选择"不适用"。请在旁边分析该活动如何影响你的睡眠(见下面的例子)。你还可以在下方空白格写下你能想到的其他与睡眠相关的活动。这项练习将帮助你识别你可能想要加强或改变的策略,以改善睡眠。

表11 帮助或损害睡眠的活动或物品

活动/物品	帮助我的睡眠	损害我的睡眠	不适用
宠物	√和猫咪依偎在一起有助于我入睡	√我的猫需要我凌晨4:00醒来喂它	
酒精			
尼古丁			
咖啡因			
运动			
房间内的温度			

续表

活动/物品	帮助我的睡眠	损害我的睡眠	不适用
睡前日常活动			
早上离开床所花的时间			
晚上使用屏幕的时间			
浏览社交媒体			
精神修行/冥想			
阅读			
性生活			
听音乐			
写日记			
儿童			
睡眠伴侣			

总结

本章开始时，我们评估了你在社会节律治疗中的进展。你了解了自己表现良好的方面以及你希望继续努力的方面。你还了解了个人在睡眠方面的障碍，包括睡眠驱力不足和昼夜节律不一致的情况。

下一章我们将继续关注睡眠。在了解了控制睡眠的过程以及让你睡眠困难的独特障碍后，你将学会制订有效改善睡眠的策略。改善睡眠，将有助于改善你的健康。

第八章
利用社会节律改善睡眠

本章将为你提供一些改善睡眠的方法。这些方法可以帮助你维持更稳定的睡眠，从而稳定你的情绪。但首先，和之前一样，让我们来检查一下你的社会节律目标完成情况。

练习8.1 社会节律目标的检查

这周你是否使用了SRM并达成SRM目标？你是否完成了一个社会节律目标？是短期目标还是长期目标？请在下面记录你目前取得的成绩。

_____

_____

你是否注意到了SRM规律与情绪之间的关系？当实现了目标并逐步建立了更稳定的生活习惯时，你的情绪和精力水平是否发生了变化？对于情绪和SRM之间的关系，你注意到了什么？请在下面进行记录。

_____

_____

在实现社会节律目标的过程中，你遇到了哪些困难？在接下来的几天，你可以尝试用哪些策略来应对这些障碍？（提示：可以将目标拆分成更小的步骤，每实现一小步就奖励自己；如果你还没有完成好，也请对自己宽容些。）

_____
_____
_____
_____
_____
_____

你准备好设定一个新目标了吗？可以考虑设定一个与睡眠相关的目标，因为本章将帮助你找到实现这一目标的策略。请在下面写下你的新目标。

_____
_____

在我们将注意力转向睡眠时，请记得继续每天完成你的 SRM，并努力继续实现你的社会节律目标。

练习 8.2　睡眠卫生

良好的睡眠习惯，也被称为睡眠卫生，是指有助于我们保持持续且高质量睡眠的日常行为。尽管在睡眠问题和双相情感障碍的管理方面没有"一刀切"的解决方案，但遵循公认的睡眠卫生原则，将有助于解决许多与双相情感障碍相关的睡眠问题。以下是一些改善睡眠的建议。请在你已经执行的项目旁打钩（√），在你希望实施以改善睡眠的项目旁画加号（＋），在不适用或不感兴趣的项目旁打叉（×）。

表12　改善睡眠的建议

执行情况	睡眠建议
	确保你的卧室黑暗、安静和舒适
	让房间温度保持适中，18摄氏度左右
	按时吃饭，不要空腹睡觉
	避免晚上吃油腻的食物
	卧室只用于睡觉和进行性生活
	不要带着烦恼上床睡觉，在床旁放一本日记本，睡前把"担忧的想法"写下来
	养成一个舒缓的睡前习惯，比如洗个热水澡、听点舒缓的音乐，或者喝一杯不含咖啡因的饮品
	晚上不要喝太多水，避免频繁起床上厕所
	中午之后减少或避免饮用含咖啡因的饮料
	下午5:00后减少或避免使用尼古丁，因为尼古丁会使人兴奋
	减少或避免饮酒
	睡前2小时内避免明亮的人造光源（如顶灯、电子屏幕）
	使用手机和电脑上的程序来过滤屏幕蓝光
	每天锻炼，但最晚在睡前4小时完成
	每天早晨都在同一时间起床
	保持固定的就寝时间

查看这个清单之后,你希望在本周的生活中实施哪一两条睡眠建议?

_____

_____

你计划使用哪些策略来改善睡眠?如果你不确定如何改变,可以考虑重新阅读第六章中的目标设定练习。

_____

_____

_____

_____

练习8.3　有关睡眠最重要的行为

确保高质量睡眠,最重要的是每天早晨在同一时间起床。起床时间为生物钟提供了至关重要的信号,它促使我们皮质醇水平上升,并开始积累睡眠驱力,这将有助于我们第二晚的优质睡眠。以下是一些可能影响你每天按时起床计划的行为或活动。在空白处,描述这些行为将如何使你难以保持规律的起床时间,以及你可以采取什么措施来解决这些问题。如果某个行为对你来说不适用,请留空。以下提供了一个示例供你参考。表格末尾留有空白行,方便你添加其他影响你起床时间的因素。

第八章 利用社会节律改善睡眠

表13 影响起床时间的行为或活动

行为/活动	对起床时间的影响	可能的解决方案
睡懒觉	我一旦睡了懒觉,当天晚上就很难入睡,第二天早上我又想再睡懒觉	设置2个闹钟,以确保自己不会睡过头
午睡		
熬夜		
忘记设置闹钟		
缺乏锻炼		
比平时服药时间晚		
浏览社交媒体		
改变周末日程安排		
去度假		
调整时令		

保持与你的生物钟相一致的作息将使你每天更容易按时起床。如果你是"夜猫子",遵循凌晨1:00到上午9:00的规律睡眠可能比不断强迫自己违背自然昼夜节律更可行。如果早晨没有充分的理由起床,那么大多数人都会恢复自然节律,所以在工作日保持"非自然"的作息,会让我们更难以在周末坚持日常节律。顺应你的生物钟,而非逆着来,将有助于你成功地解决睡眠问题。

焦虑和睡眠

焦虑会让人难以入睡，而许多双相情感障碍患者也会面临焦虑的问题。当你感到焦虑时，思维会变得混乱，难以放松，身体也会因释放大量肾上腺素而做出反应（一种或战或逃的反应）。这些情况对入睡并没有任何帮助！如果焦虑让你夜不能寐，可以尝试以下策略：

◎ 在睡前半小时写下你的担忧。除此之外，还可以写下你计划第二天如何解决这些问题。把想法写在纸上可能会让大脑放松，从而更容易入睡。建议不要在床上做这项工作，否则你容易把床与忧虑联系在一起。

◎ 在床旁放一本"担忧日记"。如果在睡前不能把所有担忧都写下来，可以在床旁简单记录几件事，帮助理清思绪。建议不要在床上花太多时间来记录你的担忧，否则你的床会变成一个让你产生担忧的地方。

◎ 听一些节奏舒缓的音乐。睡前听一些舒缓的音乐可以分散注意力。

◎ 让担忧自然涌现。通过"自我对话"提醒自己：这些担忧不会立即伤害你，允许它们存在，不要与之抗争。有时，是"与担忧的斗争"让你无法入睡，而不是担忧本身。

◎ 照顾好你的身体。焦虑是一种身心体验。当你担忧时，身体会出现激动或兴奋的症状；而当你感到激动或兴奋时，大脑也会变得担忧。进行一些让身体放松的活动，能帮助大脑平静下来。例如，做些温和的运动、听点儿舒缓的音乐，或者洗个热水澡，都能帮助你减轻焦虑的躯体反应。

◎ 限制咖啡因的摄入。咖啡因会加重焦虑。咖啡因的半衰期大约为5小时（即体内咖啡因减少到一半所需的时间），所以如果下午饮用含咖啡因的饮料，到晚上，体内仍会有大量咖啡因。建议中午之后不要喝含咖啡因的饮料。

练习 8.4　管理焦虑和失眠

在下表的左侧栏中，写下那些让你夜不能寐的焦虑内容。在右侧栏中，写下你认为能有效应对这些焦虑的策略。可以选择前文提到的策略，也可以添加你自己的想法。

表14　思考应对焦虑的策略

焦虑内容	应对策略
我担心我的男朋友会和我分手	为了打破这种担忧的恶性循环，我会在睡前听播客来分散注意力
我担心我的孩子	我会在睡觉前把担忧写下来，然后等到早上再去看孩子，今晚我无能为力

午睡

很多人会在中午感到困倦，而午睡是一种受欢迎的充电和提神方式。午睡还可用来避免紧张的互动或防止不愉快的事件发生。有些人通过午睡来"逃避"问题——他们并不觉得午睡对夜间睡眠有负面影响。但对许多人来说，特别是对双相情感障碍患者来说，午睡会降低夜间睡眠驱力，导致夜间入睡困难，从而形成恶性循环：午睡导致夜间睡不好，进而引起白天疲劳，最终导致午睡时长增加。

如果你晚上睡不好，最好避免白天午睡。如果你一夜没睡好，最好是"撑过去"，坚持到晚上再睡觉，这样你可能会更容易入睡。如果你实在控制不住想要午睡，可以考虑短暂的小憩（20分钟或更短时间）。这种小憩通常不会影响你晚上的睡眠。因此，如果你一定要午睡，你可以：

◎仅在最佳午睡时间段内小憩——下午1:00到3:00之间；

◎控制午睡时长（不超过20分钟）；

◎为自己设定一个闹钟，以免午睡时间过长；

◎在黑暗的房间里午睡，这样可以更快入睡。

练习 8.5　避免午睡

你可以尝试用以下活动代替午睡。

◎吃一顿轻食；

◎喝点咖啡（但不要太晚喝）；

◎中午进行锻炼；

◎洗个冷水澡；

◎小憩20分钟；

◎和朋友散步；

◎听音量较大的音乐；

◎喝冰水。

如果你晚上睡得不好，又想避免午睡，那么请从上述清单中选择3种策略，以便你晚上能够顺利入睡。请附上说明，解释这些策略为什么能帮助你"撑过"这一天。

表15　避免午睡的策略

策略	它将如何帮助我

睡眠效率

较高的睡眠效率是高质量睡眠的关键要素，即尽可能地让你躺在床上的时间与实际睡眠时间相匹配。如果你在床上不断地看时间或担心自己睡不着，那么你的睡眠效率会很低。理想情况下，你躺在床上的时间应该等于你实际的睡眠时间加上大约半小时的准备入睡时间。以下是一些提高睡眠效率的建议：

◎如果你没有感到困倦，请不要上床睡觉。因为如果你不困的话，可能会很难快速入睡。请等真的感到困倦的时候再躺下。

◎如果你在半夜醒来，不要马上躺回床上。虽然半夜短暂醒来是正常的，但如果醒来时间超过30分钟，那么你可以考虑起床做一些放松的活动（比如听节奏舒缓的音乐），直到你感到足够困倦再回到床上。一定要避免接触任何比夜灯亮的光源（包括电子屏幕），以免无意中抑制了体内褪黑素的分泌。

◎不要一直看时间。如果你在半夜无法入睡，一直看时间会让你感到焦虑，从而更难入睡。请让手表或电子屏幕远离你的床，这样你就无法关注它们了。

◎床只用于睡觉和进行性生活。这有助于你把床与睡眠状态联系起来，而不是清醒状态。如果你花很多时间在床上做其他事情，你的大脑就不容易自动将床和睡眠联系起来。

◎只在你实际睡觉的时候待在床上。如果你待在床上的时间达到10个小时或更久，但实际睡眠时间只有7～8小时，那么你可以考虑将待在床上的时间缩短为7～8小时，即使这意味着要比平时晚睡或早起。

◎区分抑郁和困倦。当你感到抑郁时，你可能会感到精力低下、动力不足、兴趣减退。这些感觉可能会让你想躲进被窝里。但这些其实是抑郁的表现，而不是身体需要睡眠的信号。因此，你可能会早早上床却无法入睡。与其早早上床，不如做些其他事情来分散注意力和舒缓情绪（例如，给朋友打电话、读书、在蓝光过滤功能开启的情况下看电影、练习正念冥想等）。

◎躁狂可能会影响睡眠。如果你觉得睡眠问题是由躁狂或轻躁狂发作引起的，那么即使是躺在床上安静地休息也可能比起床活动要好，因为起床可能会让你变得过于活跃。如果这种情况持续存在，请及时到医院就诊。

练习8.6　我的"睡不着"计划

如果你在夜间难以维持睡眠，制订一个应对半夜醒来情况的计划会很有帮助。按照前面讨论的原则，写下你在半夜醒来并无法重新入睡时的应对措施。可以在床头柜上放一份这个计划来提醒自己在发生这种情况时该怎么办。

这是我将要去的地方：＿＿＿＿＿＿＿＿＿＿＿＿＿＿＿＿＿＿＿

这是我将要做的事情：＿＿＿＿＿＿＿＿＿＿＿＿＿＿＿＿＿＿＿

这是我不会做的事情：＿＿＿＿＿＿＿＿＿＿＿＿＿＿＿＿＿＿＿

这是我判断该何时回到床上的方法：＿＿＿＿＿＿＿＿＿＿＿＿

为了促进良好的睡眠，你还可以做些什么？

你的体内有一个敏感的生物钟，所以尽可能多地在白天为你的昼夜节律系统提供时间信息是很重要的，这样可以保持生物钟正常运作。利用体内存在的昼夜节律感应器，你可以考虑在早晨醒来后立即做以下三件事，让你的大脑知道现在是早晨。这将为你保持昼夜节律打下良好的基础，可以使你的睡眠-觉醒周期正常运作。

1. 身体站立。双脚着地站立，这会让你血管中的血压感应器向大脑发出信号，告诉它你已经站立并开始了新的一天。

2. 接触阳光。拉开窗帘，出去散步，或者在阳台上坐一会儿。阳光会向你眼睛后部的细胞发出信号，"告诉"你的生物钟现在是白天（即使是阴天）。尽量每天至少晒2小时太阳。

3. 吃点儿东西。摄入食物或饮料可以唤醒你的胃肠道。如果你早晨不想吃东西，喝一杯水也可以起到一定作用，但最好还是摄入一些有一定热量的食物，这样可以激活消化液的分泌。胃肠道里的昼夜节律感应器会知道你已经开始活动，并将这一信息传递给大脑，"告诉"它新的一天已经开始。

药物可以解决失眠问题吗？

许多双相情感障碍患者希望有一种药物可以帮助他们快速入睡、维持夜间睡眠，并避免早醒。药物对于双相情感障碍的管理至关重要，但服用安眠药并不是解决睡眠问题的长久之计。安眠药物很少能持久改善失眠，长期使用可能会导致你需要越来越高的剂量，因为你的身体会对较低的剂量产生耐受性。

药物在短期内可能有助于打破不良的睡眠模式，并为那些似乎无法获得充足睡眠的人带来一些缓解。而想要持久地改善睡眠，需要改变与睡眠相关的行为，包括起床时间、卧床时间及就寝习惯。通过调整这些行为而非依赖药物来管理睡眠问题（尤其是失眠问题），可以更好地提升白天的专注力、记忆力，稳定情绪，改善整体生活质量（Edinger et al., 2021）。

请咨询你的医生，了解哪些治疗方案适合你。在停用或开始使用任何药物或保健品之前，一定要先征询医生的意见。

练习 8.7　起床策略

对一些双相情感障碍患者来说，主要的睡眠问题可能是睡眠过多。特别是当你感到抑郁时，这种情况可能尤为明显。尽管你可能努力保持规律的起床时间，但有时却觉得很难离开床铺。然而，按时起床对于改善你的状况来说非常重要。

以下是一些能帮助你起床的策略（尤其是当你感到抑郁的时候）。如果你想尝试通过比平常起得更早来调整你的睡眠-觉醒周期，这些策略可能也对你有所帮助。请选择所有你愿意尝试的策略。

☐ 设置多个闹钟，其中包括一些"烦人"的闹钟，这种闹钟可能需要你通过解答谜题或做数学题来关闭。

☐ 把闹钟放在不同位置，至少将一个闹钟放在离床较远的地方。

☐ 晚上不要拉窗帘或百叶窗，让早晨的阳光叫醒你。

☐ 请朋友或家人打电话叫醒你。

☐ 在床头柜上放一张写有鼓励性话语的卡片，醒来后立即阅读。

☐ 录制一段音频，提醒自己为什么要起床，然后在手机上播放。

☐ 睡前在床头柜上放一杯水，醒来后用水拍脸或喝点水。

☐ 在床头柜上放一些有强烈气味的东西（如肉桂），醒来后嗅闻。

☐ 闹钟响起时立即掀开被子。

☐ 闹钟响起时立即把脚放到地上。

☐ 起床后立即洗个澡，即使你感到昏昏欲睡。

☐ 安排一些早晨要参加的活动（例如，见个朋友、去做志愿者、报名参加运动课程）。

☐ 养一只能"迫使"你早晨起床的宠物。

在你选择的项目中，哪两个最可能对你有帮助？请写在下面，并记录在手机里。同样，用传统的方式，将它们写在一张卡片上，放在床边作为提醒。明天你就可以试试这些方法。

1. _____
2. _____

总结

在这一章中，我们讨论了改善睡眠的策略。有效的策略包括每天在相同时间起床、避免午睡、保持卧室黑暗和凉爽，以及避免饮酒。你还为"睡不着"制订了应对的计划，包括事先想好可以去哪里安静地坐着，直到你感到困倦为止。由于睡眠时长增加在双相情感障碍患者中很常见，你预想了一些策略来帮助你克服晨起的困难。如果你的睡眠改善了，你会感觉更好。

下一章将重点讲解如何应对计划内和计划外日常规律被打乱的情况，包括日常作息变得不稳定时，应该如何迅速恢复正常。

第九章
识别和管理节律干扰

本章将重点讨论计划内和计划外的干扰。学会识别和管理打乱你日程安排的潜在因素,将帮助你保持社会节律,稳定情绪。

练习9.1　检查社会节律量表和目标

你最近的社会节律目标都是关于睡眠的。你是否注意到睡眠习惯和情绪之间的联系?当你达到睡眠目标时,睡眠质量改善了吗?随着睡眠的改善,你的情绪和精力发生变化了吗?请记录下你注意到的变化。

_____
_____
_____
_____

如果你没有达到睡眠目标,或者你仍在改善睡眠的过程中,请不要担心。改变睡眠模式可能需要一些时间。改变睡眠计划就如同养成一项新的运动习惯或戒烟,一开始可能很困难,但如果你坚持下去,通常会变得容易起来。如果你还在与睡眠问题作斗争，请回顾第八章，找到一个可能有助于你改善睡眠的策略。或许改善睡眠能像每天早上在窗边晒会儿太阳一样简单。在下面写下你新的睡眠目标，看看本周你能否有一两次达到目标。

你准备好制订一个新的目标了吗？由于我们在本章中关注的是节律干扰，因此你可以选择一个计划内的节律干扰（例如，家里来客人、孩子放假、周末放假），试着在那段时间尽量减少你日程的改变。本章将帮助您找到实现这个目标的策略。现在请写下你的新目标。

如果你有一个较弱或敏感的生物钟，这意味着什么？

拥有较弱或敏感的生物钟是双相情感障碍患者的共同特征之一，这意味着你们的生物钟很容易失去节律。在一个相对小的因素的触发下，它就会从一种节律转移到另一种。从进化的视角来看，这些类型的生物钟使得动物能够适应具有挑战性的环境。例如，具有较弱生物钟的候鸟在长距离迁徙时更容易适应不断变化的光-暗周期（Akesson et al., 2017）；野生动物生活在食物匮乏的环境下，较弱的生物钟能使它们在有食物时就进食，而不会在一天中的特定时间饥饿（Eichhorn et al., 2021）。对于你或你的祖先来说，这种敏感的生物钟可能有助于你们适应不可预测的工作条件或食物供应。然而，对当今大多数人来说，拥有敏感的生物钟会让我们与工作、学校和养育儿童时的结构化环境发生冲突。这也使得维持稳定的睡眠、精力和食欲变得更加困难。当你的规律与外部时间表（如工作时间、昼夜节律表和家庭日常安排）发生冲突时，你可能会感觉很糟糕，因为与外部世界的脱节会影响你的情绪。

敏感的生物钟容易受环境变化干扰。例如，你可能会发现自己比朋友或家人更难从时差中恢复过来，更难适应夏令时，或者难以在度假后回到正轨。敏感的生物钟很大程度上依赖外部信号，但在当今全天繁忙、科技发达的世界里，几乎没有什么线索能帮助你控制或同步生物钟。超市和冰箱提供了持续的食物供应，改变了食物供应与饥饿节律之间的关系；明亮的灯光打断了我们以前依赖阳光每日自我调节的昼夜节律。如果你的生物钟很敏感，那你尤其容易受到这些以及其他环境干扰因素的影响。

练习9.2 你有一个敏感的生物钟吗？

如果你患有双相情感障碍，那你很有可能有一个敏感的生物钟。下面列出了一些节律干扰场景。哪些场景与你的生活经历相符？

表16 你是否拥有敏感的生物钟

是否符合	节律干扰场景
	我发现在进入夏令时后，我很难调整
	跨时区旅行让我感觉比其他人"不舒服"的时间更长
	如果我在晚上被打扰了，我就很难重新入睡

续表

是否符合	节律干扰场景
	当朋友或亲戚来和我一起住时,我的日程安排会被打乱好几天
	如果我少吃一顿饭,我会永远不知道什么时候再次感到饥饿
	周末过后,我总是很难准时上班
	熬夜1～2次之后,我的睡眠需要很长时间才能恢复正常

如果你在其中一个或多个选项打了钩,那说明你的生物钟可能对干扰特别敏感。本章后面的练习将帮助你找到保护你的生物钟不受干扰的方法。

什么是时间干扰因素（zeitstörer）？

"Zeitstörer"为德语词汇,昼夜节律研究人员用这个术语来描述干扰生物钟的外部因素。每个人都经历过时间干扰因素的干扰。例如,暑假后回到学校会打乱夏季的日常节律,一个新生儿不可避免地会扰乱其父母的正常生活。你能想到在过去几周里,你的日常生活被什么打乱了吗？你的生活中发生了什么？它对你的日常生活有何影响？

_____

_____

_____

常见的物理或环境时间干扰因素包括从夏令时到标准时间的转化（反之亦然）,以及让你彻夜难眠的疾病等。社会时间干扰因素,指一些社会需求干扰了你的生物钟,包括意外的访客、轮班工作、考试、繁重的工作、更换新工作以及退休等。当然，这些社会时间干扰因素是正常生活的一部分。然而，如果你的生物钟很敏感，那比起生物钟稳定的人，你的日常生活将更有可能受到这些因素干扰。

科技和社交媒体也可以作为时间干扰因素。不停地浏览社交媒体可能会推迟你的就寝时间，让你更难在规定时间内完成工作，或者让你在某项活动或重大事件中迟到。视频聊天可能会侵占你的锻炼时间，或者妨碍你出去晒太阳。科技如何影响你的日常生活呢？请试着举例。

_____

_____

_____

练习 9.3　识别时间干扰因素

在你的生活中，有哪些时间干扰因素？圈出你发现的时间干扰因素。在后面的空格中，请写出这个时间干扰因素对你的日常生活的影响。下面提供了一个例子。你还可以添加其他与你相关的时间干扰因素。

表 17　识别时间干扰因素

时间干扰因素	个人反思
新宠物	当我养了一只小狗时，它的哀嚎让我彻夜难眠。我还必须习惯每天遛两次狗
跨时区旅行	
社交媒体	

续表

时间干扰因素	个人反思
假期	
期末考试	
新冠病毒感染	
新工作	
失业	
离婚	
新伴侣	
搬家	
手术	
养育孩子	

管理计划内和计划外的干扰

一些节律干扰是在我们预期或计划内的（例如假期、邀请来的客人、切换到夏令时）；还有一些是在计划外的（例如去急诊室、意外的访客、自然灾害）。尽管计划内和计划外的时间干扰因素都会影响你的生物钟，但管理这些事件的策略却有所不同。

如果时间干扰因素是预期内的，提前做一些计划来处理这些干扰是很有帮助的，这样可以最大限度地减少其对你生物钟的影响。

例如，如果你预计跨好几个时区旅行，你可以逐渐（在一两周内）将你的日常安排提前或推迟一点（这取决于你的旅行方向），这样你的时间与目的地时间的间隔就更小了。你的时间与目的地时间的间隔越小，时差反应就越容易

第九章　识别和管理节律干扰

受控制。另外，如果你预知你的日程安排中某些方面一定会发生变化（例如假期期间睡眠-觉醒时间发生变化），你可以试着维持日常其他活动的规律。例如，尽量在与平日相同的时间吃饭和锻炼。

另一个有用的策略是寻求帮助。例如，你可以在客人到达之前与他们沟通，向他们解释你的日程安排，并要求他们遵守你的日程安排。你可以和学校的相关人员沟通补考事宜，这样你就不必在学期末彻底改变你的日程安排。新生儿的母亲可以通过让伴侣或可提供协助的其他家庭成员给婴儿喂夜奶，从而保证自己的睡眠。这些策略将有助于缓解时间干扰因素带来的昼夜节律挑战，帮助你保持生物钟平稳运行。

如果干扰是计划外的（例如去医院急诊就医、接到紧急工作任务），那么你的重点应该放在受干扰后尽快恢复常规。例如，在晚上睡眠时间变少时，尽量在白天保持清醒（不补觉），并做一些你习惯做的日常活动。即使你感到很累，保持常规的日程安排也一定是帮助你迅速回到正轨的办法。如果你必须短暂休息，请尽量在一天中较早的时段补会儿觉（20分钟即可），这样你晚上就不会难以入睡。以下是一些管理节律干扰的建议：

◎回归你的日程安排。在被打断后尽快重新启动你之前的日程安排。例如，如果你在急诊室过夜，第二天你可能想要补会儿觉，但要尽量在常规时间上床，第二天在常规时间起床，这样你的生物钟就可以被重新设置了。

◎使用光线来重置你的生物钟。记住，暴露在早晨的阳光下可以帮助你重置生物钟。例如，如果你有意外的访客，导致你比平时晚睡，你可以邀请他们早上和你一起散步，让你白天的日程有一个好的开始。

◎坚持遵守你既往的日程安排。当你的日常生活有了变化时，试着重启自己之前的节律。如果你失业了,或在度假,请在你往常比较忙碌的时间安排一些活动,让你保持忙碌。

◎保持你的部分日程安排。如果你的生活陷入混乱(新生儿出生、家人生病、旅行),请尽量保持你的部分日程安排。例如,即使你的睡眠时间安排被打乱了,也要尽量保持你的用餐时间固定。反之亦然。

◎关掉你的电子产品。为了避免与电子产品相关的节律干扰,至少在睡觉前1小时关掉你的屏幕。晚上使用电子设备时,可以试着在电子设备上安装一个应用程序以限制晚上的蓝光暴露(见第八章)。

练习9.4　管理节律干扰事件

从练习9.3中选择一个最近影响了你的日常生活或将导致未来生活受干扰的时间干扰因素。

该事件将如何影响你的日常生活及你的心情?

该事件是计划中的还是计划外的?

对于时间干扰因素,你会做什么或可以做什么?在下面列出想法。

第九章 识别和管理节律干扰

以下是一些关于管理节律干扰的建议。圈出你可能考虑使用的解决策略。在策略旁边的一栏中，解释你将如何实施。下面提供了一个范例。在最后一栏空白处，你可以添加更多的想法。

表18 实施管理时间干扰因素的策略

策略	我会做什么
(圈出)即使其他事情正在改变，也要保持一些惯例	在度假时，尽管我的日程安排会更晚，我还是会保持在晚上7点吃晚餐
采取措施，尽量减少干扰对节律的影响	
提前查看日程安排，确定潜在的干扰	
在受到干扰前逐渐改变，让我的日常安排接近受干扰后的样子	
寻求帮助以尽量减少干扰	
使用日程表来确定何时可能发生干扰事件，提前进行计划	
尽快回到正轨	
每天在同一时间起床——即使我的其他日程都改变了	
监测我的社交媒体使用情况，确保不会影响节律	

总结

在本章中，你学会了识别和预测时间干扰因素，包括计划内的和计划外的干扰因素。你制订了解决节律干扰的策略，包括寻求帮助、在日常生活变得不稳定时尽快回到正轨等。

在下一章中，我们将探讨人际关系对节律的干扰和稳定作用。你会被鼓励着思考你生活中的那些人，以及人际互动，是如何帮助或干扰你的日常生活节律的。我们将讨论如何解决干扰社会节律的人际关系问题。

第十章

关系和节律

本章将讨论人际关系对节律和情绪的影响。一些人际关系可以帮助我们保持日常作息从而稳定情绪,而另一些人际关系则会扰乱作息。通过了解人际关系如何帮助或扰乱日常作息及情绪,你将掌握更多可用于稳定社会节律的策略,从而稳定情绪。

练习 10.1　社会节律目标检查

在下方总结你最近为实现社会节律目标所付出的努力。你是否发现了生活中计划内或计划外的干扰因素?你是否注意到干扰因素与你的SRM规律性之间的联系?或者SRM的规律性与你的情绪之间的联系?你使用了哪些策略来重回正轨?

_____

_____

_____

你最近是否达成了一个社会节律目标?如果已达成,恭喜你!请在下方记录你到目前为止取得的进步。

_____

_____

并非每个人都能达成他们的社会节律目标。在努力实现节律规律性的过程中，进步又退步的情况很常见。所以就算你还没有达成目标，你也并不孤单。想一想是什么阻碍了你，这可能会对你有所帮助。在努力实现目标的过程中，你遇到了哪些障碍？

_____

_____

在接下来的日子里，你可以尝试使用哪些策略来解决这些障碍？（提示：将大目标分解成小目标；奖励自己为朝着稳定作息方向而迈出的每一步；就算你还没有准备好前进，那也要对自己宽容一些。）

_____

_____

下一步，你想要努力实现哪个社会节律目标？如果你仍在努力实现之前定下的目标，那也是可以的（或者你也可以选择一个不那么雄心勃勃，可能更容易实现的目标）。如果你准备选择一个新目标，也许可以选择一个处于你的社会节律交叉点的目标。例如，如果你在实现锻炼和第一次与人接触这两个目标时遇到困难，你可以通过邀请朋友早上一起散步来一起实现。在下面写下你的目标。

_____

第十章 关系和节律

人际关系与情绪

人类是社会性动物,我们的情绪深受周围人的影响,高质量的人际关系会让我们感觉更好,而孤独则会导致抑郁,影响健康。然而,并非所有关系对我们的影响都是相同的。有些关系具有保护作用,能缓解生活中的压力,而有些关系则可能造成社交压力,让我们感觉更糟。当你患有双相情感障碍时,考虑人际关系如何影响你的情绪是很重要的。

练习 10.2　人际关系和情绪

列举一段亲密关系,比如伴侣、孩子、父母、兄弟、姐妹、同事或朋友,想一想你和他/她一起相处时的感受。

当我和＿＿＿＿＿＿在一起的时候,我通常感到(选择所有适合的描述):

□开心	□不安全	□兴奋
□伤心	□愉悦	□有压力
□焦虑	□放松	□松弛
□安全	□无聊	□＿＿＿＿＿＿

回看你在上面列表中选择的情感选项。大多数人对一段关系都有正面和负面情感。

这段关系有哪些积极的方面?

这段关系有哪些消极的方面？

___

这段关系如何影响你的情绪和你的双相情感障碍？

___

接下来的练习将帮助你思考改善人际关系的方法，从而改善你的情绪。

练习10.3　改善人际关系

思考你在练习10.2中识别的关系（或者思考你更喜欢的其他关系），回答以下问题。

你希望在这段关系中改变什么？

___

这些改变会如何影响你情绪的稳定性？

___

以下是一些改善人际关系的策略，请选择所有对你有帮助的选项：

☐ 更多面对面交流（而非线上交流）。

☐ 与对方交流时，提出直接的、积极的请求。直接请求不带有侮辱或批评色彩，可以更容易帮助你协商或处理分歧。例如，"请先听我说完我的想法，然后再回复，这样我能更好地听取你的意见"。

☐ 如果有不同意见，应面对面讨论，而不是发短信。文字信息常常会被误解，因为其缺少其他重要的背景线索，如面部表情、语气和肢体语言等。

☐ 表达对对方的感激，让他们知道你为何重视他们。

☐ 设置边界，清楚说明你愿意或不愿意为对方做什么。

☐ 安排一个时间，选择双方都冷静的时候讨论问题，而不是在一方或双方都心烦意乱的时候。如果你们俩都头脑清醒，那你们更有可能想到更有建设性的解决方案。

☐ 暂时放下分歧，一起做些有趣的事情。

☐ 请中立的第三方（如治疗师、值得信赖的顾问）帮助你们协商解决关系中遇到的问题。

☐ 在道歉前，承认自己造成误解和分歧，并表示歉意。

☐ 接受某些事情无法改变的事实。如果你已经尝试过寻求咨询师的帮助来调整自己，但仍然无法改善关系，那么或许是时候调整期望了。接受他人无法改变这件事是很艰难的，但你可以不用继续钻牛角尖，并把精力用到别的地方。

☐ 求同存异，继续前进。

本周你打算实施哪些策略？描述一下你将如何以及何时尝试。

_____

_____

你认为这些策略将如何影响你的情绪？

_____

_____

有问题的沟通方式

有效的沟通对于你表达需求或愿望是至关重要的。如果你想向别人请求帮助以保持节律,则需要找到有效的方式。双相情感障碍的症状可能会对你的沟通模式产生负面影响。例如,易怒可能会让人疏远你,抑郁则使你难以聚精会神与他人交流。因此,你需要留意那些有问题的沟通方式。以下是一些常见的有问题的沟通方式。

◎大声喊叫,提高嗓门;

◎嘲笑或取笑他人;

◎威胁对方;

◎忽视对方的想法或请求;

◎频繁打断对话;

◎责怪对方;

◎很少说话或保持沉默;

◎贬低或批评;

◎阴阳怪气;

◎说脏话;

◎认为自己什么都懂;

◎谈话的时候愤然离开或无视对方。

无论是谁都有使用无效沟通方式的时候。如果你有双相情感障碍,可能会发现自己在感到抑郁或躁狂时更容易使用这些方式。如果想改善这些问题,你可以多留意你何时、为何会使用这些无效的沟通方式,从而改善自己的人际关系。

练习10.4 管理有问题的沟通

处理棘手的人际关系是一项艰巨的任务。与治疗师合作可能是学习有效应对关系动态的最佳方式。不过,你也可以独立思考哪些沟通行为可以解决问题。本练习旨在帮助你思考这些行为。如果你正在与治疗师合作,可以考虑与治疗师分享这些想法。

你使用过哪些有问题的沟通方式?这对你的人际关系有什么影响?

感到抑郁时,你会使用哪些有问题的沟通策略?这对人际关系有什么影响?

感到轻躁狂或躁狂时,你会使用哪些有问题的沟通策略?这对人际关系有什么影响?

以下是一些你可以用来改善沟通方式的策略。请判断这些策略是否在你感到抑郁、轻躁狂或躁狂、情绪稳定时对你有帮助。如果某个策略在多种情绪状态下都有帮助,请全部打钩。

◎为有效沟通创造条件。确保当下环境适合进行你希望进行的对话。关闭电视,调低音乐音量,确保孩子不在身边,关闭手机。坐在你们可以相互看到、听到且不会被打扰的地方。

(当我处在□抑郁 □轻躁狂或躁狂 □稳定 状态时,这个策略可能有帮助。)

◎清楚表达你的需求。确保你知道自己想说什么,以便清晰地传达给对方。在开始对话前问自己这些问题：

·你的目标是什么？

·你希望通过讨论得到什么？

·你希望对方理解你的哪些观点？

·你打算提出请求吗？

·你希望沟通的结果是什么？

（当我处在□抑郁 □轻躁狂或躁狂 □稳定 状态时，这个策略可能有帮助。）

◎使用以"我"为主语的陈述。以"我"为主语的陈述强调说话者的感受，而非对他人的动机、感受或意图。例如，不要说"你一个人出去做事，真的让我很生气"，你可以试着说"当你和其他朋友出去，却把我排除在外时，我感到很受伤。如果你也叫上我，我会很感激"。将"你"改为"我"可能会让听者减少防御感，从而更容易接受你说的话。

（当我处在□抑郁 □轻躁狂或躁狂 □稳定 状态时，这个策略可能有帮助。）

◎做一个好的倾听者。听和说同样重要，你可以学习成为一个更好的倾听者。尝试使用以下策略来提高你的倾听技能：

·倾听对方说的话，而不是你周围的"噪音"。

·保持眼神接触。

·点头并使用"嗯嗯"等鼓励性话语来表明你在倾听。

·通过复述他们的主要观点来反馈他们所说的内容。

·如果没听明白，可以提问。

・谈话时不要看手机。

（当我处在□抑郁 □轻躁狂或躁狂 □稳定 状态时，这个策略可能有帮助。）

◎保持自信。在对话中保持自信，但不要激进。尊重他人的感受和观点，同时要为自己辩护。以下是一些有效自我表达的策略：

・说话时要态度坚定、表达清晰。

・直接陈述你的需求和愿望，不用夸大，但要明确。

・表达你的感受，但不要过于情绪化。

・在说出去之前，练习你想说的话。

（当我处在□抑郁 □轻躁狂或躁狂 □稳定 状态时，这个策略可能有帮助。）

◎给自己做辩解。尤其是在感到抑郁时，你可能没有精力或专注力去表达自己。虽然可以理解，但这会对人际关系产生负面影响。解释你的感受以及你为何会这样做，这有助于改善人际关系：

・解释发作时你的情绪和精力会发生什么变化。

・预先（或事后）为在这些时期的沟通不良道歉。

・向对方解释当你感到抑郁或躁狂时，他们能怎么帮助你。

・解释在这种情况下什么是无效的做法。

・考虑一些你可以用来改善沟通的策略。比如留出时间进行对话或寻求帮助；给自己写一张便签，提醒自己在感到抑郁、焦虑或轻躁狂时你希望如何处理沟通。

（当我处在□抑郁 □轻躁狂或躁狂 □稳定 状态时，这个策略可能有帮助。)

与大多数技能一样，练习是有必要的。根据目前的感受，你想最先尝试练习哪种策略？

_____

_____

这个策略如何帮助你更好地管理具有挑战性的关系问题？

_____

你会在何时、何地、与谁一起使用这项技能？

_____

学习新技能是困难的。在练习这个新沟通技能时，你预期会遇到哪些挑战？

_____

_____

你的双相情感障碍将如何影响你使用或练习这项技能？

_____

如果在练习这个技能时遇到障碍，你将如何克服这些障碍？（例如，在镜子前练习，请一位值得信赖的朋友或亲属与你一起练习，在与真实的人交流之前先在纸上进行练习等。）

_____

_____

人际关系与节律

除了直接影响我们的幸福感外，人际关系还通过影响我们的昼夜节律间接影响我们的情绪。毕竟，SRT 的主要理论依据就是，包括人际关系在内的社会因素有助于调节我们的昼夜节律，从而帮助我们稳定情绪。

人际关系可以作为社会节律的锚定点。例如，父母会被年幼的孩子唤醒，从而形成新的作息表；新的一天以问候室友或咖啡师为我们煮咖啡作为开始，这为每一天创造了稳定的首次互动；伴侣互相准备餐点，室友在晚上帮助彼此放松，这可以稳定用餐时间和就寝时间。这些社交联系，无论强弱，都有助于我们稳定社会节律。

人际关系也可能成为社会节律的干扰因素。例如，当孩子放暑假或因意外请假时，父母的日程安排会被打乱；当朋友取消计划时，可能一些安排好的活动（如锻炼或休闲活动）就无法继续了；与网友聊天可能会促使我们深夜面对屏幕，增加蓝光暴露，并抑制我们体内褪黑素的产生；深夜时分，和伴侣的争吵可能会扰乱睡眠时间表和作息习惯。因此，生物钟受到我们生活中其他人的强烈影响——既包括那些帮助我们保持日程顺利落实的人，也包括那些使之偏离轨道的人。

练习10.5　人际关系与节律

思考你的人际关系，包括那些作为锚定点的关系和那些造成干扰的关系（有时同一段关系可能两者兼具）。完成以下练习时，请思考这些关系。

这是一个人际关系帮助我保持节律稳定的例子：_____

_____

它是如何帮助我保持作息稳定的：_____

_____

它以下列方式影响我的情绪或双相情感障碍：_____

_____

如果这个人帮助我保持社会节律，我将使用这些沟通策略来表达我对对方的感激：_____

_____

这是一个人际关系扰乱我的节律的例子：_____

_____

它是如何扰乱我的作息的：_____

_____

它以下列方式影响我的情绪或双相情感障碍：_____

_____

我将使用这些沟通策略来请求改变，以更好地保持社会节律：_____

_____

练习 10.6　稳定关系

在第九章中，你学习了管理社会节律干扰因素的策略。这些策略中的大多数也可以应用于管理扰乱社会节律的人际关系，有的技能或许需要一些调整。

第十章 关系和节律

以下是一些可以用来缓解扰乱性关系所带来的负面影响的策略。你可以在每个例子后面的横线处写下你将如何应用这些策略。斟酌哪种方法在你处于抑郁、轻躁狂或躁狂，以及情绪稳定时最有帮助。

◎请身边的人帮助你稳定作息。如果早上散步或约喝咖啡对你的社会节律非常有帮助，请让朋友知道这一点，并询问朋友是否愿意定期出来见面。使用上面讨论的一些沟通技巧来请求帮助。

这种方法在以下情况下对我有帮助：

_____

◎限制面对屏幕的时间，减少蓝光暴露。要慎重掌控你与朋友、伴侣或同事在线互动的时间。可以要求对方早些时候见面或使用相关程序来减少蓝光暴露。

这种方法在以下情况下对我有帮助：

_____

◎在合适的时间争吵。争吵会激活"战斗"或"逃跑"反应,激活激素遍布全身。如果你在晚上争吵，会难以平静下来并且很难入睡。如果你处于一段频繁冲突的关系中，经常在深夜发生激烈争吵，可以与你的伴侣或朋友谈谈调整发生冲突的时间。可以在周末或早些时候进行讨论，不要在晚上争吵。

这种方法在以下情况下对我有帮助：

_____

◎尽快回到正轨。如果你经历了关系方面的干扰，试着尽快回到你的日常轨道上。例如，分手后联系朋友安排用餐和活动，以取代前任伴侣的社交信号；照顾生病的孩子整晚未眠后，保持忙碌并避免小睡，这样你就可以在当晚回到正常的睡眠时间轨道上。

这种方法在以下情况下对我有帮助：

◎ 说出来。如果你生活中的某人正在扰乱你的社会节律，那你要让他知道。你可以向他解释锚定点和社会干扰因素的概念（也许可以与他们分享这本书），询问他是否愿意支持你的目标。讨论前，花时间列出你的需求和愿望，并思考沟通技巧，这可以帮助你更好地掌控讨论方向。

这种方法在以下情况下对我有帮助：

练习 10.7　应对你的干扰性关系

在下面表格的左栏，写下人际关系对你的节律有影响的事例。在表格的右栏，写下你应对这些干扰的策略。你可以选择之前的章节里列出的技巧，或是加入你自己的想法。下面提供了一个例子。

表 19　应对干扰性关系的策略

这段关系如何影响我的节律	我怎么应对干扰
史蒂文和我总是在孩子们上床后争吵，话题通常是关于孩子和家务事……比如谁去接他们放学，谁去洗衣服。争吵后，我很难入睡，这导致我第二天的日程被打乱	我会列出需要我们两人分担的家务和育儿责任清单，分配我们一周的任务。我会和史蒂文在周六，趁他父母照看孩子的时间，来确定一周的日程安排。我会向他解释我为什么不想在晚上讨论这些事情

续表

这段关系如何影响我的节律	我怎么应对干扰

规律的节律对每个人都有好处

正如之前（第七章）讨论的，被打乱的作息对大多数人都有害，它会增加许多问题的发生风险，包括引发情绪发作、心血管疾病、糖尿病、肥胖，甚至某些癌症。相反，规律的作息对我们大多数人都有帮助。

尝试让你的朋友、家人和社交支持系统参与到你追求社会节律规律性的过程中。向他们解释为什么昼夜节律和社会节律很重要。邀请他们陪伴你一起追求社会节律的规律性。向他们展示这本书。如果你生活中重要的人了解或至少倾听了你对社会节律规律性的追求，你会更容易保持规律的作息。这种情况与尝试减肥类似：如果想健康饮食或减肥，你当然可以独自努力，但如果周围的人也在尝试健康饮食，你更有可能成功。即使他们不是为了减肥，他们也可能会因遵循了健康饮食习惯而感觉更好。同理，你身边的这些人会因规律的社会节律而感觉更好——即使他们没有双相情感障碍。

如果你预知家庭作息会发生重大干扰（假期、节日、访客），可以让每个人都试着坚持规律的作息。你可以在公共空间放置一个大日历或白板，在上面写下用餐时间和计划的活动。如果你能让每个人都遵循时间表，这不仅能帮助到你，也能让你的家人从中受益。

以下是你为了让他人参与到追求更规律作息的旅程中，而将采取的行动：

_____

_____

第十章 关系和节律

总结

在本章中,你了解了人际关系、节律和情绪之间的联系。你了解到有的人际关系有助于保持情绪和节律的稳定,而有的人际关系则会破坏它们。你学习了解决干扰性关系问题的新方法,还思考了有效的沟通策略,以及让你的社交圈参与支持你的社会节律稳定性的办法。

在下一章,也是最后一章中,你将回顾你在实现规律作息和节律的旅程中取得的进展。我们将讨论预防未来心境障碍复发的策略,并特别关注 SRM 监测在预防复发中的作用。我们将以在未来如何延续使用 SRT 作为结束。

第十一章
预防复发与节律

在最后一章中,你将有机会回顾自己在稳定社会节律方面取得的进展以及这种改变对你情绪的影响。此外,本章还将介绍一些聚焦社会节律的应对策略,供你用以维持健康。

练习 11.1　评估进展情况

在本书即将结束之际,请回想一下自开始学习本书以来,你取得了哪些成果。以下是练习7.1中要求思考的一些问题,请再次回答同样的问题,然后对比两组答案,看看自己取得了多大进步。

为了评估你在社会节律治疗中取得的进展,请评定你在多大程度上同意以下陈述:

我的日常作息更加规律了。

非常同意____　同意____　不确定____　不同意____　非常不同意____

我能识别双相情感障碍的症状。

非常同意____　同意____　不确定____　不同意____　非常不同意____

我知道如何评估我的 SRM。

非常同意____　　同意____　　不确定____　　不同意____　　非常不同意____

我很乐意用 −5 到 ＋5 来给我的情绪评分。

非常同意____　　同意____　　不确定____　　不同意____　　非常不同意____

我已成功完成至少一个社会节律目标。

非常同意____　　同意____　　不确定____　　不同意____　　非常不同意____

我能够在我的生活中感受到日常节律和情绪之间的关系。

非常同意____　　同意____　　不确定____　　不同意____　　非常不同意____

我能在生活中找到稳定的社会节律的锚定点。

非常同意____　　同意____　　不确定____　　不同意____　　非常不同意____

我能预测并识别生活中干扰社会节律的因素。

非常同意____　　同意____　　不确定____　　不同意____　　非常不同意____

在社会节律被打乱后，我可以让生活重回正轨。

非常同意____　　同意____　　不确定____　　不同意____　　非常不同意____

我的日常活动非常有规律。

非常同意____　　同意____　　不确定____　　不同意____　　非常不同意____

你在哪些项目上选择了"非常同意"或"同意"？请将你的回答与第七章中的情况进行比较。与第七章相比，是否存在任何不同之处？请在下方标出这些项目。

_____

_____

这些可能是你在第七章之后在社会节律方面取得的进展。祝贺你又取得了新的成就！

你对哪些项目的回答是"不确定""不同意"或"非常不同意"？与第七章相比，是否有什么不同？请在下面注明这些项目。

_____

_____

这些是你可能仍在努力的方面。即使你快要读完这本书，也可能还没有完全掌握社会节律治疗的全部内容，或者在某些方面退步了，这是非常正常的。

建立和维持稳定的社交活动有助于自我照顾。希望你在读完全书后，可以继续深入探索，并努力维持稳定的生活方式。以下这些策略或许对你有帮助。

◎重温前几章中的信息。为便于寻找，每章开头都有关于章节主题的简要概述。你可以翻阅全书，寻找你想学习的主题，并根据需要重温这些章节。重复是掌握技巧的好方法。

◎重新审视社会节律目标。回顾本书，找到之前设定的目标。哪些目标仍然具有挑战性？在完成了本书的大部分内容后，你能否从以前的目标中选择一个现在想重温的目标？当你学了更多技能后，你可能会发现实现目标更容易了。

◎成为一名社会节律量表的"侦探"。通过深入了解影响社会节律的因素，你能够以更细致的视角分析你的社会节律量表。从头开始检查过往的社会节律量表，找到规律性与情绪之间未被发现的关联。与其观察单个指标，不如纵向监测好几周的变化，以掌握长期趋势。你每周都在挣扎吗？周末呢？你的情绪波动与一定的时间干扰因素存在关联吗？人际关系如何影响这些模式？重新积极地审视自己的社会节律量表，将帮助你更清楚地分辨并解决社会节律的潜在问题。

◎把目标拆分成小步骤。如果你在实现社会节律目标时面临挑战，不妨将之细化为更小的动作。循序渐进，通过积累小成功来达成大目标。

◎邀请他人协助。与亲友探讨能帮助你调整节律的方法。引导他们与你一同规划并追求规律的社会节律。此外，你们还可以为社会节律设定联合目标，相互检查取得的进步。

◎**善待自己**。当你患有双相情感障碍时,情绪可能无法控制。若在某一周遭遇不快,请尝试设定更容易达成的目标。即使感觉退步了,也要对自己宽容,要知道,进步的道路往往是曲折的。切勿放弃,但亦无需设定太高的目标,正如俗话所言,"稳中求胜"。

预防复发的关键在于对情绪发作的早期识别

许多人发现,在情绪完全爆发前,自己通常会出现一些特定的症状,这被称为"早期预警信号"。从初始症状到"完全"发作,无论是躁狂还是抑郁,大多数人都有一定的时间间隔。

早期预警信号可能持续一天到数周。通过努力训练,你能够识别这些信号,从而在情况恶化前采取行动。不过,预警信号在日常生活中可能不易被发现,因为它们常常表现为轻微症状,不会引起大的问题。为了发现属于你的警示信号,不妨回忆你最近一次的情绪波动。当时最早出现的症状是什么?有时候,朋友和家人可能会比你更先注意到你的症状变化,别忘了和他们沟通。而且,医生或治疗师可能也能为你提供有用的建议。通过反思自己以往的经历,询问他人的看法,你可以更好地识别个人的早期预警信号。

针对复发的预防计划应该包括识别早期预警信号,并事先制订信号出现时所要采取的对策。在接下来的练习中,你会试着思考那些诱发反应的因素和早期预警信号。

练习11.2 情绪发作诱因

回想一下，在最近的抑郁、轻躁狂或躁狂发作开始前，你的生活发生了什么？你在情绪转变前发生了哪些变化？以下是常见的诱因。请选择符合你情况的选项，在右栏的空白处，记下触发事件与你的社会节律之间的关系，最后在空白处写下你发现的其他诱因。

表20 判断情绪发作诱因

这与我相关	诱因	此诱因如何影响我的社会节律
	工作或家庭的压力	
	熬夜照顾生病的家人或朋友	
	考试或重要工作的截止日期	
	漏服药物	
	度假或旅行	
	换工作或失业	
	身体疾病	
	退休	
	搬家	
	开始新恋情	
	失恋	
	入伍或退伍	
	生命中重要人物的去世	
	隐性攻击或种族歧视	
	创伤	

续表

这与我相关	诱因	此诱因如何影响我的社会节律

通过识别过去引起情绪发作的压力源，你可以制订策略，以更好地管理未来的发作。例如，若你第一次发作是在大学面对困难的考试时，这说明你可能易在压力大且缺乏睡眠时情绪失控。因此，识别未来可能发生的压力事件，并在事件前、中、后密切关注你的生活习惯，如睡眠、饮食和运动，有助于你控制情绪。

未来可能会发生哪些潜在的触发事件？

触发事件会如何影响你的社会节律？

面对此种情况，你可以采取哪些措施以避免其干扰你的社会节律？

练习11.3 预警信号

以下是可能出现的早期预警信号。请检查你在轻躁狂或躁狂发作前经历或注意到的情况，以及你在抑郁发作前经历的情况。如果你不确定，可以询问当时与你生活在一起的朋友和家人，看看他们还记得些什么。

请注意，有些预警信号可能对于不同人来说预示着不同的情绪发作，例如易怒和焦虑的增加在一个人身上可能是躁狂发作的预警信号，而在另一个人身上则可能是抑郁发作的预警信号。常见的预警信号主要有：

◎ 失眠；

◎ 焦虑；

◎ 注意力不集中；

◎ 易怒。

请判断下表中哪些预警信号与你相关。你还可以在方框内做注释，说明这些信号是如何具体出现的。例如，如果在出现轻躁狂的前期你有轻微失眠，那么当你的每晚睡眠时间减少30～40分钟时，你就需要注意了。如果在躁狂发作和抑郁发作之前都出现了预警信号，请在两个方框内都做标记。最后还有空白处供你添加其他预警信号。

表21　判断与你相关的预警信号

早期预警信号	躁狂/轻躁狂发作前	抑郁发作前
说话语速更快/音量更大		
侵犯他人的个人空间		
睡眠时间少		
睡太多		
感觉更焦虑		
做出冲动的决定		
开始许多新活动		
感觉迟钝/疲劳		
感觉麻木		

续表

早期预警信号	躁狂/轻躁狂发作前	抑郁发作前
易怒或脾气暴躁		
更多地自我批评		
感到绝望		
自尊心降低		
对平时喜欢的事物失去兴趣		
与平时交往的人关系疏远		

如果发现预警信号，该怎么办？

以下是一些关于预警信号的提示：

◎不要惊慌。情绪起伏是生活的一部分。仅仅因为你感觉更糟，并不意味着你开始抑郁或躁狂。你可能只是度过了糟糕的一天。但是，如果这种预警信号持续数天，你可能需要解决它。

◎使用你的社会节律量表回到正轨。如果你养成定期监测自己的情绪和生活节律的习惯，你可能会在情绪和生活节律失控之前就注意到它们的变化。跟踪情绪和节律的变化会让你有机会及早制订预防复发计划（下文将详细介绍如何制订此类计划）。

◎关注你的节律。如果你发现自己的情绪变差了，那就加倍留意你的日常和节律。花几天时间，在生活的大部分领域集中精力保持"超常节律"。跟踪你的情绪，看看当你恢复或加强常规生活时，情绪是否有所改善。

◎寻求他人的帮助。寻求他人的帮助并不会抹杀你已经取得的成就。这表明你已经学会利用你的社会支持网络。如果需要帮助，就向他人寻求帮助。

◎记住这不是你的错。情绪恶化可能表明这种自助方法不适合你，或者你在控制双相情感障碍方面需要比自助方法更多的帮助。或者，它可能反映了双相情感障碍症状的自然起伏。你可以向医生咨询治疗方案。

◎不要忘记去急诊室。如果情况变得非常糟糕，或者陷入了危机，你可以去最近的急诊室。急诊室可以立即为你提供治疗。如果你有自杀的念头，可以拨打预防自杀热线。

◎寻求门诊医生的帮助。如果你还没有咨询精神科医生或其他医生，请向医生咨询治疗方案。你也可以在网络上查询精神科医生或治疗师信息，以获得适合你的心理治疗方案。

练习11.4　谁能提供帮助？

遇到困难时，你会向谁寻求帮助呢？此次练习需要你列出面对挑战或情绪问题时可依赖的人，并针对每个人评估利弊。比如，你信任某位同事，认为他会全力支持你，但又担心他可能在公司谈论你。或者，虽然母亲能为你提供坚实支持，却可能因为其健康状况而给你增加额外负担。通过列举这些利弊，你能更清楚地知道在困境中要与谁联系。在最后一栏中，请详述你期望他们帮忙做的事情，例如遛狗、购物、做饭、规律社交和情感支持等。下面提供了一个示例。

表22 分析可依赖的人

人物	优势	劣势	我对此人的请求
姐姐	一直想要提供帮助	总是插手我的事	帮我买杂货;帮我思考该如何跟老板沟通;提醒我洗澡

一旦决定了将哪些人纳入你的名单,你就需要征得他们的同意,以便必要时与他们取得联系。当提出请求时,预先想好你要对他们说的话会很有帮助。以下是你可以参考的话。

如你所知,我正与双相情感障碍作斗争,并准备制订一份调节情绪的个人计划,以便在情绪波动时更好应对。在该计划中,我想列出一些可以求助的联系人,以备紧急情况下使用。我可能会在低落时希望你可以陪我散步,或者当我无法独立搭乘公共交通时,需要你开车送我去看医生。如果这样对你造成不便,我完全能够理解。如果可以支持我,你更愿意通过哪种方式与我沟通?是短信、电话还是面对面比较合适?另外,当我生病的时候,我通常会沉浸在自己的思绪中,有时很难当面表达感激之情。所以,我想提前对你的关爱和支持表达感谢。

写下在请求朋友或家人支持你时，你要对他们说的话。写完后，如果你担心产生不好的结果，可以对着镜子大声练习一两次。

_____

_____

_____

_____

练习11.5　个性化的预防复发计划

在本练习中，你将制订一份个性化的预防复发计划。这份计划可以帮助你监测自己的早期预警信号，同时这份计划应该是能随时取用的。如果发现有什么不对劲，它可以告诉你应该怎么做。

针对每个预警信号，写下你在抑郁发作早期和躁狂发作早期可能注意到的情况。比如，在睡眠方面，你可能会注意到当你开始抑郁时，睡眠会增加；而当你开始躁狂时，睡眠会减少。如果某项不适用于你的情况，请留空。回顾练习11.3，提醒自己关注预警信号。在下表右栏中添加以下信息：你将和谁联系，你希望他们为你做什么，你将如何调整你的日常作息以回到正轨，你会使用哪些策略来预防复发，以及医生和治疗师的电话。完成这份预防复发计划后，将此副本发给朋友和家人。

表23　个性化的预防复发计划

预警信号	抑郁	躁狂/轻躁狂	预防复发行动计划
愤怒程度			如果我发现预警信号，我会和这些人联系： 1. _____ 2. _____
睡眠			
			如果我联系了这些支持人员，我希望他们： 1. _____ 2. _____
食欲			
精力			如果我发现我的日常作息时间有改变，我会做以下几件事来帮助我提高作息的规律性： 1. _____ 2. _____
注意力			
对活动的兴趣			我会使用这些预防复发的策略（请选择所有适用的策略）： ☐　加倍努力地完成社会节律量表 ☐　更加注意作息规律 ☐　多睡觉 ☐　多参加活动/保持忙碌 ☐　请朋友或亲戚帮助监测我的情绪和行为 ☐　给我的医生打电话 我的医生和治疗师的电话： 1. _____ 2. _____
对性的兴趣			
决策能力			
担忧/焦虑程度			

你已踏上成功之路！

恭喜你完成社会节律治疗手册的学习。你学到的新技能将帮助你掌控自己的生活和疾病。记住这些要点，将有助于你在未来保持稳定的社会节律：

◎保护你的生物钟。生物钟会影响你身心健康的许多方面，包括睡眠、饥饿、精力和情绪。如果你患有双相情感障碍，你的生物钟就会变得敏感或脆弱。保持规律的作息时间有助于你的生物钟保持规律，并有助于稳定情绪。

◎追踪社会节律锚定点。你的生物钟会受到环境线索的影响，比如你上班的时间或吃晚餐的时间。注意这些锚定点，并利用它们尽可能保持生活规律。

◎追踪社会节律干扰因素。社交因素会扰乱你的生物钟。例如，外出度假、跨时区旅行以及不期而至的客人都会让你的社会节律陷入混乱。对可能扰乱你生活规律的因素保持警惕，并制订计划，尽快恢复你的日程安排。

◎保持良好的睡眠习惯。尽量每天在同一时间睡觉和起床，即使是周末！

◎注意光线。光线和黑暗对生物钟有很大影响。确保白天有足够的阳光照射（目标是每天至少2小时），晚上有优质的黑暗环境。晚上避免蓝光暴露（几乎所有屏幕和设备都会发出蓝光），以优化睡眠和昼夜节律。保持卧室凉爽阴暗。

◎定期监测你的社会节律量表，以检测你的情绪和节律变化。如果觉得每周完成一次太累，可以考虑每月完成一周，以关注自己的社交节奏。如果你的情绪出现波动，请通过每天完成社会节律量表回到正轨。

◎加强沟通。良好的沟通能改善人际关系，从而有助于你保持生活规律，改善心情。

◎让他人参与进来。让亲密的家人和朋友了解你的病情，会对你的健康产生积极的影响。如果你需要他们，请给他们打电话。

◎了解你的早期预警信号。随身携带你的预防复发计划或你可能出现的预警信号清单，以提醒自己应该注意什么。你对自己的预警信号了解得越多，当它们出现在你的生活中时，你就越能有效地发现它们。

致　谢

许多人帮助开发和完善了社会节律治疗。才华横溢，富有创造力的艾伦·弗兰克博士，即人际和社会节律治疗的创造者，是社会节律治疗背后的推动力。我非常感谢弗兰克博士，她在过去25年中给予了我支持和指导，并为这个领域做出了无与伦比的贡献。可以说，没有她，就没有社会节律治疗和这本书。

社会节律治疗在几十年间不断被打磨，美国匹兹堡大学的治疗师们也贡献了大量的意见。

我特别想感谢凯利·威尔斯（Kelly Wells）、黛布拉·弗兰克尔（Debra Frankel）和凯利·奥图尔（Kelly O'Toole），他们的智慧帮助我塑造了社会节律治疗。最近，我很荣幸能与耶鲁大学的神经影像学专家希拉里·布伦伯格（Hilary Blumberg）及其团队合作。布伦伯格博士正在研究与社会节律治疗相关的神经回路变化。我感谢她将社会节律治疗引向了这一新的方向。特别感谢耶鲁大学的社会节律治疗师埃琳·卡鲁巴（Erin Carrubba）和伯纳黛特·莱茨卡（Bernadette Lecza），她们帮助我完善了最新版的社会节律治疗手册，并对于社交媒体在日常生活方面的影响提供了深思熟虑的意见。

我还要感谢那些对本手册早期草稿提出批评意见的人。我很感激我的同事丹妮尔·诺维克（Danielle Novick）和劳伦·比尔斯马（Lauren Bylsma）提供的建设性建议，以及来自美国新先驱出版社（New Harbinger）编辑团队的意见。

最后，我想向那些信任我，并让我明白日常生活规律在双相情感障碍中为何以及如何重要的患者表达感谢。

附录
社会节律量表

指导语：

◎ 如果需要，可在第一列的空白框中增加两项个性化的活动。

◎ 写下你想要做这些日常活动的理想时间（即目标时间）。

◎ 记录你每天做这些活动的实际时间。

◎ 评估你每天的平均情绪和精力水平。

活动	目标时间	周日 时间	周一 时间	周二 时间	周三 时间	周四 时间	周五 时间	周六 时间
起床								
第一次与他人互动								
开始工作/上学/做志愿服务/做家务								
吃晚餐								
上床睡觉								
每日情绪评分（－5到＋5） －5＝非常低落 ＋5＝非常高涨								
每日精力评分（－5到＋5） －5＝非常迟钝、疲惫 ＋5＝非常有精力、活跃								

参考文献

AKESSON S, ILIEVA M, KARAGICHEVA J, et al., 2017. Timing Avian Long-Distance Migration: From Internal Clock Mechanisms to Global Flights [J]. Philosophical Transactions of the Royal Society of London Series B Biological Sciences, 372(1734): 20160252.

ALTMAN E G, HEDEKER D, PETERSON J L, et al., 1997. The Altman Self-Rating Mania Scale [J]. Biological Psychiatry, 42(10): 948-955.

ANDRABI M, ANDRABI M M, KUNJUNNI R, et al., 2020. Lithium Acts to Modulate Abnormalities at Behavioral, Cellular, and Molecular Levels in Sleep Deprivation-Induced Mania-Like Behavior [J]. Bipolar Disorders, 22(3): 266-280.

ASHMAN S B, MONK T H, KUPFER D J, et al., 1999. Relationship Between Social Rhythms and Mood in Patients with Rapid Cycling Bipolar Disorder [J]. Psychiatry Research, 86(1): 1-8.

BECHTEL W, 2015. Circadian Rhythms and Mood Disorders: Are the Phenomena and Mechanisms Causally Related? [J]. Frontiers in Psychiatry, 6: 118.

BELVEDERI M M, PRESTIA D, MONDELLI V, et al., 2016. The HPA Axis in Bipolar Disorder: Systematic Review and Meta-Analysis [J]. Psychoneuroendocrinology, 63: 327-342.

BENEDETTI F, SERRETTI A, COLOMBO C, et al., 2003. Influence of CLOCK Gene Polymorphism on Circadian Mood Fluctuation and Illness Recurrence in Bipolar Depression [J]. American Journal of Medical Genetics Part B Neuropsychiatric Genetics, 123B(1): 23-26.

BERK M, DODD S, MALHI G S, 2005. Bipolar Missed States: The Diagnosis and Clinical Salience of Bipolar Mixed States [J]. Australian and New Zealand Journal of Psychiatry, 39(4): 215-221.

BISHEHSARI F, LEVI F, TUREK F W, et al., 2016. Circadian Rhythms in Gastrointestinal Health and Diseases [J]. Gastroenterology, 151(3): e1-e5.

BLOCH G, HERZOG E D, LEVINE J D, et al., 2013. Socially Synchronized Circadian Oscillators [J]. Proceedings of the Royal Society B Biological Sciences, 280(1765): 20130035.

BORBÉLY A A, 1982. A Two Process Model of Sleep Regulation [J]. Human Neurobiology, 1(3): 195-204.

CHONG P L H, GARIC D, SHEN M D, et al., 2022. Sleep, Cerebrospinal Fluid, and the Glymphatic System: A Systematic Review [J]. Sleep Medicine Reviews, 61: 101572.

CLAUTRAT B, BRUN J, CHAZOT G, 2005. The Basic Physiology and Pathophysiology of Melatonin [J]. Sleep Medicine Reviews, 9(1): 11-24.

COLRAIN I M, NICHOLAS C L, BAKER F C, 2014. Alcohol and the Sleeping Brain [J]. Handbook of Clinical Neurology, 125: 415-431.

CORRUBLE E, SWARTZ H A, BOTTAI T, et al., 2016. Telephone-Administered Psychotherapy in Combination with Antidepressant Medication for the Acute Treatment of Major Depressive Disorder [J]. Journal of Affective Disorders, 190: 6-11.

COUTROT A, LAZAR A S, RICHARDS M, et al., 2022. Reported Sleep Duration Reveals Segmentation of the Adult Life-Course into Three Phases [J]. Nature Communications, 13: 7697.

COVASSIN N, SINGH P, 2016. Sleep Duration and Cardiovascular Disease Risk: Epidemiologic and Experimental Evidence [J]. Sleep Medicine Clinics, 11(1): 81-89.

CROWE M, INDER M, SWARTZ H A, et al., 2020. Social Rhythm Therapy—A Potentially Translatable Psychosocial Intervention for Bipolar Disorder [J]. Bipolar Disorders, 22(2): 121-127.

DIBNER C, 2020. The Importance of Being Rhythmic: Living in Harmony with Your Body Clocks [J]. Acta Physiologica, 228(1): e13281.

DRESLER M, SPOORMAKER V I, BEITINGER P, et al., 2014. Neuroscience-Driven Discovery and Development of Sleep Therapeutics [J]. Pharmacology & Therapeutics, 141(3): 300-334.

DRIVER H S, TAYLOR S R, 2000. Exercise and Sleep [J]. Sleep Medicine Reviews, 4(4): 387-402.

EDGAR N, MCCLUNG C A, 2013. Major Depressive Disorder: A Loss of Circadian Synchrony? [J]. Bioessays, 35(11): 940-944.

EDINGER J D, ARNEDT J T, BERTISCH S M, et al., 2021. Behavioral and Psychological Treatments for Chronic Insomnia Disorder in Adults: An American Academy of Sleep Medicine Clinical Practice Guideline [J]. Journal of Clinical Sleep Medicine, 17(2): 255-262.

EHLERS C L, KUPFER D J, FRANK E, et al., 1993. Biological Rhythms and Depression: The Role of Zeitgebers and Zeitstorers [J]. Depression, 1(6): 285-293.

EICHHORN G, BOOM M P, VAN DER JEUGD H P, et al., 2021. Circadian and Seasonal Patterns of Body Temperature in Arctic Migratory and Temperate Non-Migratory Geese [J]. Frontiers in Ecology and Evolution, 9: 699917.

ERMER A E, PROULX C M, 2022. The Association Between Relationship Strain and Emotional Well-Being Among Older Adult Couples: The Moderating Role of Social Connectedness [J]. Aging & Mental Health, 26(6): 1198-1206.

FARES S, HERMENS D F, NAISMITH S L, et al., 2015. Clinical Correlates of Chronotypes in Young Persons with Mental Disorders [J]. Chronobiology International, 32(9): 1183-1191.

FLANAGAN A, BECHTOLD D A, POT G K, et al., 2021. Chrono-Nutrition: From Molecular and Neuronal Mechanisms to Human Epidemiology and Timed Feeding Patterns [J]. Journal of Neurochemistry, 157(1): 53-72.

FOWLER J H, CHRISTAKIS N A, 2008. Dynamic Spread of Happiness in a Large Social Network: Longitudinal Analysis over 20 Years in the Framingham Heart Study [J]. The BMJ, 337: a2338.

FRANK E, 2005. Treating Bipolar Disorder: A Clinician's Guide to Interpersonal and Social Rhythm Therapy [M]. New York: Guilford Press.

FRANK E, KUPFER D J, THASE M, et al., 2005. Two-Year Outcomes for Interpersonal and Social Rhythm Therapy in Individuals with Bipolar I Disorder [J]. Archives of General Psychiatry, 62(9): 996-1004.

GARIÉPY G, HONKANIEMI H, QUESNEL-VALLÉE A, 2016. Social Support and Protection from Depression: Systematic Review of Current Findings in Western Countries [J]. The British Journal of Psychiatry, 209(4): 284-293.

GONZALEZ R, 2014. The Relationship Between Bipolar Disorder and Biological Rhythms [J]. Journal of Clinical Psychiatry, 75(4): e323-331.

GOTTLIEB J F, BENEDETTI F, GEOFFROY P A, et al., 2019. The Chronotherapeutic Treatment of Bipolar Disorders: A Systematic Review and Practice Recommendations from the ISBD Task Force on Chronotherapy and Chronobiology [J]. Bipolar Disorders, 21(8): 741-773.

HARVEY A G, 2008. Sleep and Circadian Rhythms in Bipolar Disorder: Seeking Synchrony, Harmony, and Regulation [J]. The American Journal of Psychiatry, 165(7): 820-829.

HESTER L, DANG D, BARKER C J, et al., 2021. Evening Wear of Blue-Blocking Glasses for Sleep and Mood Disorders: A Systematic Review [J]. Chronobiology International, 38(10): 1375-1383.

HIRSCHFELD R M, CALABRESE J R, WEISSMAN M M, et al., 2003. Screening for Bipolar Disorder in the Community [J]. Journal of Clinical Psychiatry, 64(1): 53-59.

HLASTALA S A, 2003. Stress, Social Rhythms, and Behavioral Activation: Psychosocial Factors and the Bipolar Illness Course [J]. Current Psychiatry Reports, 5: 477-483.

HOLT-LUNSTAD J, ROBLES T F, SBARRA D A, 2017. Advancing Social Connection as a Public Health Priority in the United States [J]. American Psychologist, 72(6): 517-530.

HORNE J A, OSTBERG O, 1976. A Self-Assessment Questionnaire to Determine Morningness-Eveningness in Human Circadian Rhythms [J]. International Journal of Chronobiology, 4(2): 97-110.

JOHNSTON J D, ORDOVÁS J M, SCHEER F A, et al., 2016. Circadian Rhythms, Metabolism, and Chrononutrition in Rodents and Humans [J]. Advances in Nutrition, 7(2): 399-406.

JONES S H, HARE D J, EVERSHED K, 2005. Actigraphic Assessment of Circadian Activity and Sleep Patterns in Bipolar Disorder [J]. Bipolar Disorders, 7(2): 176-186.

JUDD L L, SCHETTLER P J, AKISKAL H S, et al., 2003. Long-Term Symptomatic Status of Bipolar Ⅰ vs. Bipolar Ⅱ Disorders [J]. Journal of Neuropsychopharmacology, 6(2): 127-137.

KAHAWAGE P, CROWE M, GOTTLIEB J, et al., 2022. Adrift in Time: The Subjective Experience of Circadian Challenge During COVID-19 Amongst People with Mood Disorders [J]. Chronobiology International, 39(1): 57-67.

KALMBACH D A, SCHNEIDER L D, CHEUNG J, et al., 2017. Genetic Basis of Chronotype in Humans: Insights from Three Landmark GWAS [J]. Sleep, 40(2): zsw048.

KOLLA B P, HAYES L, COX C, et al., 2022. The Effects of Cannabinoids on Sleep [J]. Journal of Primary Care & Community Health, 13: 21501319221081277.

KRAUT R, PATTERSON M, LUNDMARK V, et al., 1998. Internet Paradox: A Social Technology That Reduces Social Involvement and Psychological Well-Being? [J]. American Psychologist, 53(9): 1017-1031.

KROENKE K, SPITZER R L, WILLIAMS J B, 2001. The PHQ-9: Validity of a Brief Depression Severity Measure [J]. Journal of General Internal Medicine, 16(9): 606-613.

KUHLMAN S J, CRAIG L M, DUFFY J F, 2018. Introduction to Chronobiology [J]. Cold Spring Harbor Perspectives in Biology, 10(9): a033613.

LEIGH-HUNT N, BAGGULEY D, BASH K, et al., 2017. An Overview of Systematic Review on the Public Health Consequences of Social Isolation and Loneliness [J]. Public Health, 152: 157-171.

LEVERICH G S, POST R M, KECK P E, et al., 2007. The Poor Prognosis of Childhood-Onset Bipolar Disorder [J]. The Journal of Pediatrics, 150(5): 485-490.

LIU Y, WHEATON A G, CHAPMAN D P, et al., 2016. Prevalence of Healthy Sleep Duration Among Adults—United States [J]. MMWR Morbidity and Mortality Weekly Report, 65(6): 137-141.

LOGAN R W, MCCLUNG C A, 2016. Animal Models of Bipolar Mania: The Past, Present and Future [J]. Neuroscience, 321: 163-188.

LOGAN R W, MCCLUNG C A, 2019. Rhythms of Life: Circadian Disruption and Brain Disorders Across the Lifespan [J]. Nature Reviews Neuroscience, 20: 49-65.

LYALL L M, WYSE C A, GRAHAM N, et al., 2018. Association of Disrupted Circadian

Rhythmicity with Mood Disorders, Subjective Wellbeing, and Cognitive Function: A Cross-Sectional Study of 91 105 Participants from the UK Biobank [J]. Lancet Psychiatry, 5(6): 507-514.

MALKOFF-SCHWARTZ S, FRANK E, ANDERSON B, et al., 1998. Stressful Life Events and Social Rhythm Disruption in the Onset of Manic and Depressive Bipolar Episodes [J]. Archives of General Psychiatry, 55(8): 702-707.

MANSOUR H A, WOOD J, CHOWDARI K V, et al., 2005. Circadian Phase Variation in Bipolar I Disorder [J]. Chronobiology International, 22(3): 571-584.

MASSAR S A A, LIM J, HUETTEL S A, 2019. Sleep Deprivation, Effort Allocation and Performance [J]. Progress in Brain Research, 246: 1-26.

MAURY E, RAMSEY K M, BASS J, 2010. Circadian Rhythms and Metabolic Syndrome: From Experimental Genetics to Human Disease [J]. Circulation Research, 106(3): 447-462.

MCCARTHY M J, GOTTLIEB J F, GONZALEZ R, et al., 2022. Neurobiological and Behavioral Mechanisms of Circadian Rhythm Disruption in Bipolar Disorder: A Critical Multi-Disciplinary Literature Review and Agenda for Future Research from the ISBD Task Force on Chronobiology [J]. Bipolar Disorders, 24(3): 232-263.

MCCLUNG C A, 2007. Circadian Genes, Rhythms and the Biology of Mood Disorders [J]. Pharmacology & Therapeutics, 114(2): 222-232.

MCCLUNG C A, 2013. How Might Circadian Rhythms Control Mood? Let Me Count the Ways [J]. Biological Psychiatry, 74(4): 242-249.

MCCLUNG C A, 2013. Mind Your Rhythms: An Important Role for Circadian Genes in Neuroprotection [J]. Journal of Clinical Investigation, 123(12): 4994-4996.

MENG J, XIAO X, WANG W, et al., 2023. Sleep Quality, Social Rhythms, and Depression Among People Living with HIV: A Path Analysis Based on Social Zeitgerber Theory [J]. Frontiers in Psychiatry, 14: 1102946.

MEYER T D, MAIER S, 2006. Is There Evidence for Social Rhythm Instability in People at Risk for Affective Disorders? [J]. Psychiatry Research, 141(1): 103-114.

MILHIET V, ETAIN B, BOUDEBESSE C, et al., 2011. Circadian Biomarkers, Circadian

Genes and Bipolar Disorders [J]. Journal of Physiology Paris, 105(4-6): 183-189.

MOHR D C, CUIJPERS P, LEHMAN K, 2011. Supportive Accountability: A Model for Providing Human Support to Enhance Adherence to eHealth Interventions [J]. Journal of Medical Internet Research, 13(1): e30.

MONK T H, FRANK E, POTTS J M, et al., 2002. A Simple Way to Measure Daily Lifestyle Regularity [J]. Journal of Sleep Research, 11(3): 183-190.

MONK T H, FLAHERTY J F, FRANK E, et al., 1990. The Social Rhythm Metric: An Instrument to Quantify the Daily Rhythms of Life [J]. Journal of Nervous and Mental Disease, 178(2): 120-126.

MONK T H, PETRIE S R, HAYES A J, et al., 1994. Regularity of Daily Life in Relation to Personality, Age, Gender, Sleep Quality and Circadian Rhythms [J]. Journal of Sleep Research, 3(4): 196-205.

MURRAY G, HARVEY A, 2010. Circadian Rhythms and Sleep in Bipolar Disorder [J]. Bipolar Disorders, 12(5): 459-472.

MURRAY G, GOTTLIEB J, SWARTZ H A, 2021. Maintaining Daily Routines to Stabilize Mood: Theory, Data, and Potential Intervention for Circadian Consequences of COVID-19 [J]. Canadian Journal of Psychiatry, 66(1): 9-13.

NEDELTCHEVA A V, SCHEER F A, 2014. Metabolic Effects of Sleep Disruption, Links to Obesity and Diabetes [J]. Current Opinion in Endocrinology Diabetes and Obesity, 21(4): 293-298.

OKAMOTO-MIZUNO K, MIZUNO K, 2012. Effects of Thermal Environment on Sleep and Circadian Rhythm [J]. Journal of Physiological Anthropology, 31(1): 14.

PARUTHI S, BROOKS L J, D'AMBROSIO C, et al., 2016. Consensus Statement of the American Academy of Sleep Medicine on the Recommended Amount of Sleep for Healthy Children: Methodology and Discussion [J]. Journal of Clinical Sleep Medicine, 12(11): 1549-1561.

PORTALUPPI F, TISEO R, SMOLENSKY M H, et al., 2012. Circadian Rhythms and Cardiovascular Health [J]. Sleep Medicine Reviews, 16(2): 151-166.

SABET S M, DAUTOVICH N D, DZIERZEWSKI J M, 2021. The Rhythm Is Gonna Get

You: Social Rhythms, Sleep, Depressive, and Anxiety Symptoms [J]. Journal of Affective Disorders, 286: 197-203.

SANKAR A, PANCHAL P, GOLDMAN D A, et al., 2021. Telehealth Social Rhythm Therapy to Reduce Mood Symptoms and Suicide Risk Among Adolescents and Young Adults with Bipolar Disorder [J]. American Journal of Psychotherapy, 74(4): 172-177.

SAPER C B, CANO G, SCAMMELL T E, 2005. Homeostatic, Circadian, and Emotional Regulation of Sleep [J]. The Journal of Comparative Neurology, 493(1): 92-98.

SAVVIDIS C, KOUTSILIERIS M, 2012. Circadian Rhythm Disruption in Cancer Biology [J]. Molecular Medicine, 18: 1249-1260.

SCHAFER A, ISOMETSÄ E T, TONDO L, et al., 2015. Epidemiology, Neurobiology and Pharmacological Interventions Related to Suicide Deaths and Suicide Attempts in Bipolar Disorder: Part I of a Report of the International Society for Bipolar Disorders Task Force on Suicide in Bipolar Disorder [J]. Australian and New Zealand Journal of Psychiatry, 49(9): 785-802.

SELMAOUI B, TOUITOU Y, 2003. Reproducibility of the Circadian Rhythms of Serum Cortisol and Melatonin in Healthy Subjects: A Study of Three Different 24-H Cycles over Six Weeks [J]. Life Sciences, 73(26): 3339-3349.

SHECHTER A, KIM E W, ST-ONGE M P, et al., 2018. Blocking Nocturnal Blue Light for Insomnia: A Randomized Controlled Trial [J]. Journal of Psychiatric Research, 96: 196-202.

SIWICKI K K, HARDIN P E, PRICE J L, 2018. Reflections on Contributing to 'Big Discoveries' About the Fly Clock: Our Fortunate Paths as Post-Docs with 2017 Nobel Laureates Jeff Hall, Michael Rosbash, and Mike Young [J]. Neurobiology of Sleep and Circadian Rhythms, 5: 58-67.

SKENE D J, ARENDT J, 2006. Human Circadian Rhythms: Physiological and Therapeutic Relevance of Light and Melatonin [J]. Annals of Clinical Biochemistry, 43(5): 344-353.

SORECA I, WALLACE M L, FRANK E, et al., 2012. Sleep Duration Is Associated with Dyslipidemia in Patients with Bipolar Disorder in Clinical Remission [J]. Journal of Affective Disorders, 141(1-3): 484-487.

SWARTZ H A, FRANK E, O'TOOLE K, et al., 2011. Implementing Interpersonal and Social Rhythm Therapy for Mood Disorders Across a Continuum of Care [J]. Psychiatric Services, 62(11): 1377-1380.

SWARTZ H A, RUCCI P, THASE M E, et al., 2018. Psychotherapy Alone and Combined with Medication as Treatments for Bipolar II Depression: A Randomized Controlled Trial [J]. Journal of Clinical Psychiatry, 79(3): 7-15.

SYLVIA L G, CHANG W C, KAMALI M, et al., 2018. Sleep Disturbance May Impact Treatment Outcome in Bipolar Disorder: A Preliminary Investigation in the Context of a Large Comparative Effectiveness Trial [J]. Journal of Affective Disorders, 225: 563-568.

TUREK F W, 2016. Circadian Clocks: Not Your Grandfather's Clock [J]. Science, 354(6315): 992-993.

RANDLER C, FASSL C, KALB N, 2017. From Lark to Owl: Developmental Changes in Morningness-Eveningness from New-Borns to Early Adulthood [J]. Scientific Reports, 7: 45874.

ROENNEBERG T, WIRZ-JUSTICE A, MERROW M, 2003. Life Between Clocks: Daily Temporal Patterns of Human Chronotypes [J]. Journal of Biological Rhythms, 18(1): 80-90.

ROENNEBERG T, MERROW M, 2007. Entrainment of the Human Circadian Clock [J]. Cold Spring Harbor Symposia on Quantitative Biology, 72: 293-299.

ROENNEBERG T, LUCAS R J, 2002. Light, Endocrine Systems, and Cancer—A View from Circadian Biologists [J]. Neuro Endocrinology Letters, 23(Suppl 2): 82-83.

VETTER C, FISCHER D, MATERA J L, et al., 2015. Aligning Work and Circadian Time in Shift Workers Improves Sleep and Reduces Circadian Disruption [J]. Current Biology, 25(7): 907-911.

VIETA E, BERK M, SCHULTZE T G, et al., 2018. Bipolar Disorders [J]. Nature Reviews Disease Primers, 4: 18008.

WEHRENS S M T, CHRISTOU S, ISHERWOOD C, et al., 2017. Meal Timing Regulates the Human Circadian System [J]. Current Biology, 27(12): 1768-1775.

WEISSMAN M M, MARKOWITZ J C, KLERMAN G L, 2018. The Guide to Interpersonal

Psychotherapy: Updated and Expanded Edition [M]. New York: Oxford University Press.

WILHELM I, BORN J, KUDIELKA B M, et al., 2007. Is the Cortisol Awakening Rise a Response to Awakening? [J]. Psychoneuroendocrinology, 32(4): 358-366.

WORLD HEALTH ORGANIZATION, 2023. International Statistical Classification of Diseases and Related Health Problems (ICD) [J/OL]. Accessed August 24.

XIE L, KANG H, XU Q, et al., 2013. Sleep Drives Metabolite Clearance from the Adult Brain [J]. Science, 342(6156): 373-377.

YATHAM L N, KENNEDY S H, PARIKH S V, et al., 2018. Canadian Network for Mood and Anxiety Treatments (CANMAT) and International Society for Bipolar Disorders (ISBD) 2018 Guidelines for the Management of Patients with Bipolar Disorder [J]. Bipolar Disorders, 20(2): 97-170.

ZORDAN M, COSTA R, MACINO G, et al., 2000. Circadian Clocks: What Makes Them Tick? [J]. Chronobiology International, 17(4): 433-451.